Sammlung PRINZHORN

NORMAL # VERRÜCKT

Zeitgeschichte einer erodierenden Differenz

Herausgegeben von Thomas Röske und Maike Rotzoll

Inhaltsverzeichnis

Vorwort

„Heute noch normal, morgen schon verrückt“, so titelte *Zeit Online* 2013, kurz bevor der psychiatrische Weltverband die bis heute letzte Neuausgabe seines diagnostischen Handbuchs DSM 5 auf den Markt brachte. Die „Bibel der Psychiatrie“, so der Verfasser des Artikels, werde „über Nacht Millionen zu Kranken machen“, indem per definitionem aus „leichten psychischen Störungen plötzlich echte Krankheiten“ würden (Fritz Habekuß, 7. Mai 2013).

Die Frage nach der Abgrenzung von „normal“ und „verrückt“, nach möglichen Übergängen, nach Grauzonen und Schattierungen, aber auch nach der Verschiebbarkeit der Grenzen selbst beschäftigen die Psychiatrie nicht erst seit gestern. Und es wird deutlich, dass diese Frage aufgrund ihrer gesellschaftlichen Relevanz weit über die Grenzen einer medizinischen Disziplin hinaus in Medien und Öffentlichkeit einsickerte und auch geeignet war, Ängste vor unliebsamen Zuordnungen auszulösen.

Die Beziehung zwischen „Wahnsinn“ und „Vernunft“ ist ein weit in die Kulturgeschichte zurückreichendes Thema, das spätestens seit der griechischen Antike in Philosophie, Literatur und Kunst verhandelt wird und zur Darstellung kommt. Doch wenn die Figur des „weisen Narren“ in einer „verrückten“ Welt von einer Umwertung, einer Vertauschung der Zuordnung getragen wird oder die Figur des wahnsinnigen Genies auf den Verlust der Vernunft als Preis für Kreativität zielt, dann steht nicht die Dichotomie, die Unvereinbarkeit von „normal“ und „verrückt“ als solches in Frage.

Doch genau diese Gewissheit löst sich seit etwa der Mitte des 20. Jahrhunderts auf, so die (nicht-psychiatrische) Zeitdiagnose. Das faszinierende Phänomen dieser erodierenden Differenz inspirierte vor einigen Jahren eine Gruppe von Medizinhistoriker:innen und anderen Geisteswissenschaftler:innen, sich im interdisziplinären Verbund der Problematik forschend anzunehmen. Auf diese Weise entstand die Forschungsgruppe „NORMAL#VERRÜCKT. Zeitgeschichte einer erodierenden Differenz“, die mit der gleichnamigen Ausstellung und dem zugehörigen Katalog einen Einblick in ihre Ergebnisse gibt.

Die Sammlung Prinzhorn war als forschende Institution an dem Verbund mit einem Teilprojekt beteiligt, das wechselnde Zuordnungen und Bewertungen von Kunst aus psychiatrischem Kontext nach 1945 in den Blick nahm. Insofern lag es nahe, die Ergebnisse der gesamten Forschungsgruppe in Heidelberg im Museum Sammlung Prinzhorn der Öffentlichkeit zu präsentieren, nicht zuletzt, weil auch das Museum selbst als eine Verkörperung der erodierenden Differenz angesehen werden kann: Es gehört zur Psychiatrie, doch ist es gleichzeitig eine Institution der Kunst, ein Ort, an dem sich früher getrennte Sphären vermischen, eine Zone der Begegnung und der Entstigmatisierung.

Der vorliegende Katalog greift die in der Ausstellung gezeigten Objekte auf und bietet zu jedem von ihnen einen vertiefenden und einordnenden Text, alle verfasst von Mitgliedern der Forschungsgruppe. Als Herausgeber und Herausgeberin haben wir an dieser Stelle vor allem zu danken: den Autorinnen und Autoren, den Grafikern und dem Verleger, dem Team der Sammlung Prinzhorn und der Klinik für Allgemeine Psychiatrie, der Stadt sowie dem Universitätsklinikum und der Medizinischen Fakultät der Universität Heidelberg, vor allem aber auch den Geldgebern, der Deutschen Forschungsgemeinschaft (DFG), der Deutschen Gesellschaft für Psychiatrie, Psychotherapie und Psychosomatik (DGPPN), der Hans-Ruland-Stiftung, der Otto&Karin-Brass-Stiftung sowie dem Förderverein „Freunde der Sammlung Prinzhorn".

Thomas Röske und Maike Rotzoll

NORMAL#VERRÜCKT – Zeitgeschichte einer erodierenden Differenz. Eine Einleitung

Heiner Fangerau, Volker Hess, Thomas Röske, Maike Rotzoll

Die Geschichte der Psychiatrie ist auch eine Geschichte der Differenz von „normal" und „verrückt". Diese Differenz löst sich jedoch seit der Mitte des 20. Jahrhunderts zunehmend auf. Einerseits gewinnt das „Verrückte" mit der Öffnung der psychiatrischen Anstalten und der Integration der Insass:innen in die Gesellschaft eine alltägliche „Normalität"; andererseits werden Verhaltens- und Reaktionsweisen wie Rausch, Stress oder Aufmerksamkeitsdefizite zu Krankheiten erklärt (pathologisiert) und Gegenstand psychiatrischer Eingriffe. Damit verlieren bewährte Erzählungen der Psychiatriegeschichtsschreibung ihre einstige Deutungskraft, die sie der Differenz von „normal" und „verrückt" verdanken. Denn was ist gesund, wenn die Differenz zum Abnormen schwindet? Wo fängt das „Verrückte" an, wenn das „Normale" vor einem Übermaß psychiatrischer Diagnosen gerettet werden muss oder „anders" bzw. „divers" wird?[1]

An dieser Grundthese setzte die Forschungsgruppe „NORMAL#VERRÜCKT – Zeitgeschichte einer erodierenden Differenz" an. Unser von der Deutschen Forschungsgemeinschaft gefördertes Verbundprojekt (FOR 3031) war interdisziplinär zusammengesetzt. Mit medizin-, wissenschafts- und kunsthistorischen, ethnologischen sowie medientheoretischen, kultur- und literaturwissenschaftlichen Ansätzen waren wir breit aufgestellt. Allerdings wurde nicht die Veränderung der Konzepte von „Verrücktheit" – wie schon so oft – nachgezeichnet. Vielmehr stellte unsere Gruppe den langsamen Zerfall der Unterscheidung von „normal" und „verrückt" im Umgang mit dem Anderen im Feld des Psychischen ins Zentrum ihrer Arbeit. Das gemeinsame Ziel aller beteiligten Projekte war es, mit dieser Perspektive einige der für die jüngere Gegenwart charakteristischen Prozesse und Dynamiken zu erschließen.[2]

Zeitgeschichte der Psychiatrie und Psychiatrische Zeitgeschichte

Die Auflösung alter, tradierter, gewohnter Grenzen zwischen „normal" und „verrückt" zeigt sich in der heutigen Psychiatrie vielerorts: Anhaltende Trauerprozesse gelten nach der internationalen statistischen Klassifikation der Krankheiten und verwandter Gesundheitsprobleme (ICD-11) inzwischen als Krankheit; Verhaltensauffälligkeiten und Konzentrationsprobleme in der Schule stehen hinter der inflationär gebrauchten Diagnose von Aufmerksamkeitsdefizit- bzw. Hyperaktivitätsstörungen (ADHS); Müdigkeit und Burnout gehen ineinander über; die Vorliebe für zuckerhaltige Getränke wird zur Sucht. Gleichzeitig werden Patient:innen in Folge einer europaweit veränderten Rechtsprechung als Klient:innen angesprochen und schließen sich selbst zu „Betroffenen" zusammen. Verschiedenste Formen des expressiven Andersseins werden zu Varianten der Emanzipation erklärt und Werke von Psychiatrieerfahrenen rücken zur Kunst auf.

Seit dem frühen 19. Jahrhundert unterstützt die Psychiatrie die bürgerlichen Zivilgesellschaften europäischer Prägung beim Markieren einer Unterscheidung, mit der das Andere der (bürgerlichen, westlichen, modernen, zivilisierten, männlichen etc.) Vernunft ausgegrenzt wird.[3] Erfahrbar wird das Aushöhlen der alten Differenzkategorie vielerorts: Der Umgang mit psychisch Kranken lässt sich nicht mehr als moderne Variante einer Befreiung der Irren von ihren Ketten erzählen. Die sogenannte „psychopharmakologische Revolution",[4] Dreh- und Angelpunkt der fachinternen wie der fortschrittsorientierten Psychiatriegeschichtsschreibung,[5] gilt seit den 1980er Jahren als „chemischer Knebel"[6] oder gar als psychiatrische Version eines Pharmageddons,[7] wenn am Ende des 20. Jahrhunderts große Teile der Bevölkerung regelmäßig Psychopharmaka nehmen. Die größte Erfolgsgeschichte der neueren Psychiatrie[8] – die Auflösung der Anstalten (Deinstitutionalisierung) – erweist sich als zunehmend fragwürdig, wenn die Grenzen der Anstalt in Form von Pflegeheimen oder Einrichtungen des Maßregelvollzugs wiedererrichtet (re-institutionalisiert) werden. Gleichzeitig arbeitet die Psychiatrie intensiv daran, fachliche Orientierung an der Unterscheidung von „normal" und „verrückt" aufzulösen,[9] wenn sie das Ende ihres Spezialfachs feststellt und Psychiater:innen ihre disziplinäre Identität in den Neurowissenschaften suchen.[10] Bemerkenswert ist, dass diese Umorientierung ohne Bezug zur Ausweitung des psychiatrischen und psychotherapeutischen Wirkungsbereiches in den gesellschaftlichen Alltag erfolgt. Einerseits lässt sich eine enorme Ausweitung von wohlmeinender Fürsorge, Erziehungsmaßnahmen, Vorsorgeprogrammen und Maßnahmen zum Ausgleich des psychischen Gefühlshaushalts beobachten, die das Psychische in allen Schattierungen einzuschließen suchen, andererseits wird der „Niedergang der Institution" bilanziert.[11]

Wie lassen sich diese Verschiebungen und Verschränkungen von Wahnsinn und Rationalität, die Veralltäglichung des Anderen bei gleichzeitig wachsendem Bedürfnis nach eindeutigen Abgrenzungen erfassen, beschreiben und begreifen? Blickt man auf die jüngere Geschichte zurück, so erscheint der langsame Zerfall der für das Selbstverständnis moderner Gesellschaften zentralen Unterscheidung von „normal" und „verrückt" und ihre wechselseitige Verschränkung als eine wichtige Entwicklung im Umgang mit dem psychisch Anderen.[12] Wir haben uns bemüht, diese Verschränkung typographisch durch das doppelt durchgestrichene Gleichheitszeichen (Raute) in „normal#verrückt" zu veranschaulichen, da beide Sichtweisen auf das Feld des Psychischen wie in einem Vexierbild gemeinsam gedacht werden müssen. Um dieses wechselseitige Abhängigkeitsverhältnis zu historisieren, verfolgte unsere Forschungsgruppe die Leitidee einer erodierenden Differenz. Mit der geographischen Metapher der Erosion soll ausgedrückt werden, dass die scharfen Kanten und Abbruchzonen dieses Gegensatzes nicht einfach abgetragen und verflacht werden, sondern in einem beständigen Prozess durch Abschwemmungen, Anlagerungen und Ablagerungen dynamisch rekonfiguriert und neu ausgestaltet werden.

In der Psychiatriegeschichte wurden diese erodierenden Grenzziehungen bislang in mehreren Dimensionen adressiert, aber in ihrer historischen Bedeutung nicht ausreichend bedacht. Um ihrem Gegenstand gerecht zu werden – so der Ansatzpunkt der Forschungsgruppe – muss die Psychiatriegeschichte selbst zur zeithistorischen Forschung werden. Bislang bewährte Erzählungen, an denen sie sich orientieren könnte, verdanken ihre Deutungskraft gerade jener Dichotomie, die zunehmend in Frage steht. Das gilt in ähnlicher Weise für viele Modelle der zeithistorischen Forschung, wenn sie auf psychiatrische Institutionen, Krankheiten und Patient:innen angewandt werden. Eine Zeitgeschichte, die sich nur auf die Institution der Psychiatrie, die psychiatrische Wissenschaft oder einen mehr oder minder disziplinär greifbaren Akteur konzentriert, verpasst diese tiefgehende Neuordnung des psychiatrischen Feldes. Letztlich geht es darum, bislang bewährte Erzählungen zu historisieren und somit produktiv einzusetzen.[13] Denn viele dieser Erzählungen und Modelle sind weitgehend selbst Kinder jener Moderne, die sie – im Sinne einer modernen Vernunftorientierung – zu erklären suchen. Sie erweisen sich dabei allerdings zunehmend als ungeeignet zum Beschreiben von „normal#verrückt", wenn in der Doppelfigur des psychisch Anderen auch die moderne Vernunft verloren zu gehen droht bzw. eben erodiert.

Unsere Forschungsgruppe wollte jedoch keineswegs eine Zeitgeschichte nach psychiatrischen Kategorien schreiben. Auch eine kritische Geschichte problematischer Trends in der Diagnose und Behandlung psychiatrischer Auffälligkeiten (ADHS, Asperger, Alzheimer, Frühpsychose etc.) war nicht beabsichtigt. Wir begreifen eine psychiatrische Zeitgeschichte vielmehr als eine Gesellschaftsgeschichte der Gegenwart, die das unserer bürgerlichen Gesellschaft zugrundeliegende

Deutungsschemata von „normal#verrückten" Welten einer historischen Untersuchung zugänglich macht. Im Zentrum steht die Frage, wie die sich auflösenden Grenzziehungen sich gesellschaftlich und kulturell auswirken und welche tiefliegende Kraft diese Erosion in der gegenwärtigen Gesellschaft entfaltet. In diesem Sinne sollte die von uns adressierte psychiatrische Zeitgeschichte einen Beitrag für die allgemeinere Geschichte unserer Gegenwart liefern, nämlich einen Transformations- oder Umwandlungsprozess thematisieren und kontextualisieren, der spätestens seit den 1960er Jahren immer größere Bereiche unseres Lebens – im Kleinen wie Großen – mitbestimmt.

Eine psychiatrische Zeitgeschichte: acht Projekte – neun Objekte

Um sich diesem Ziel zu nähern, haben die Teilprojekte unserer Forschungsgruppe vor allem jene Phänomenbereiche in den Blick genommen, die „quer" zu traditionellen psychiatriehistorischen Themen liegen. Diese Dezentrierung gelang über drei Momente: (1) eine aufmerksame Achtsamkeit für neue Akteurskonstellationen jenseits der Psychiatrie: andere Berufsgruppen, Protestbewegungen, Aktivist:innen und Psychiatrie-Erfahrene; (2) eine eingehende Untersuchung jener Handlungslogiken, in denen sich die Politiken, Ökonomien, Praktiken und Techniken des Umgangs mit dem Psychiatrischen widerspiegeln, d. h. neue Medien- und Aneignungstechniken, Risikomanagement und künstlerische Interventionen; und (3) schließlich ein methodisch fundierter, multiperspektivischer Zugriff auf eben diese neuen Akteurskonstellationen, Praktiken und Handlungsfelder.

Mit dieser Abkehr von einer herkömmlichen Psychiatriegeschichte sollten nicht nur bislang unerschlossene oder unterbelichtete Aspekte und Facetten erhellt werden. Wir wollten mit diesem erweiterten Zugriff auch die Elemente einer Zeitgeschichte des psychisch Anderen entwickeln, die, statt die Geschichte der Psychiatrie in die Gegenwart fortzuschreiben, das psychisch Andere als einen zentralen Fluchtpunkt der Zeitgeschichte – entlang der beschriebenen Auflösungstendenzen der Leitdifferenz – bestimmen. Unsere einzelnen Projekte fokussieren daher auf jene Entwicklungen – wie beispielsweise die der De- und Re-Institutionalisierung in Form der Anstaltspsychiatrie, des Maßregelvollzugs, der Sozialen Arbeit etc. –, in denen sich eine Geschichte des Problembereiches mit dem Infragestellen der Geschichtsschreibung in der Psychiatrie verschränken lässt. Raum und Zeit, die dabei in den Blick genommen werden sollten, waren die (west-)deutsche Nachkriegsgeschichte – mit einem mitteleuropäischen Vergleichsobjekt – von ihrer Liberalisierung in den 1960er Jahren bis zum Ende der Nachkriegsordnung in den 1990er Jahren.

Wir haben, auch im Rückgriff auf die vorliegenden Forschungen, drei weitläufige Prozesse verfolgt, in denen sich eine Entgrenzung der einstmals klassischen psychiatriehistorischen Gegenstandsfelder zeigt. Diese Prozesse kennzeichnen in den letzten Jahren zu beobachtende Dynamiken im Feld des Umgangs mit dem Psychischen. Sie sind gegenläufig und finden gleichzeitig statt: Auf institutioneller

Ebene sind ein paralleler Abbau und Aufbau von Einrichtungen zu beobachten. Die Deinstitutionalisierung von psychiatrischen Patienten und die Verlagerung ihrer Versorgung in den ambulanten Bereich geht beispielsweise mit dem Aufbau forensischer Einrichtungen oder Wohneinrichtungen für ältere Menschen einher. Auf konzeptueller Ebene finden sich gleichlaufende Prozesse der Pathologisierung und De-Pathologisierung. Damit versuchen wir zu beschreiben, dass soziale Äußerungsformen oder Lebensweisen in medizinische Diagnosen gefasst werden, diese Diagnosen zugleich aber wieder ihren Krankheitswert verlieren, wie das Beispiel der Normalisierung von „Neurodiversität" zeigt. Nicht zuletzt findet sich auf individueller Ebene eine kaum auflösbare Verklammerung von Ohnmacht und Ermächtigung: Im gleichen Maße, in dem Betroffene zum Beispiel als Erfahrungsexperten in eigener Sache auftreten und für sich selbst das Wort ergreifen, fallen sie aus einem psychiatrischen Schutzkonzept heraus, werden marginalisiert oder werden ihre Stimmen nicht gehört. An diesen drei Entwicklungen orientierte sich die von der Forschungsgruppe vorgenommene Vermessung des psychiatriehistorischen Feldes, die nun entlang der acht Teilprojekte detaillierter vorgestellt werden soll – in der Reihenfolge, in der sie in der Ausstellung ihre neun Objekte präsentieren.

Das Teilprojekt von Heiner Fangerau, Uta Hinz und Chantal Marazia (Düsseldorf): „Gefährlich krank. Der Maßregelvollzug in der BRD (1960–2000) im Feld gegenläufiger Strömungen", ging von der Öffnung der psychiatrischen Anstalten im Zuge der Psychiatriereform der 1970er und 1980er Jahre aus, die als handfestes Zeichen der Normalisierung des „Wahnsinns" im ausgehenden 20. Jahrhundert gilt. Seit den 1970er Jahren leerten sich in der Tat die Anstalten. Der Maßregelvollzug hingegen wuchs (und wächst). Diese Gegenläufigkeit wird zunehmend als Re- bzw. Transinstitutionalisierung und / oder als Chiffre der modernen Risikogesellschaft diskutiert. Ausgehend von dieser Debatte untersuchte das Projekt die Entwicklung des westdeutschen Maßregelvollzugs von einer Institution der „Sicherung und Besserung" hin zu einer Institution der „Besserung und Sicherung" und nahm die damit verbundene Figur der oder des gefährlichen Kranken in deren Verschränkungen mit der Psychiatriereform in den Blick. Im Sinne einer „Anthropologie der Gegenwart" ging es dabei darum, Diskurse, Praktiken und Strukturen der Vergangenheit, die bis in die Gegenwart hineinwirken, und die ihnen innewohnenden Gegensätzlichkeiten offen zu legen.

Viola Balz (Dresden / Berlin) brachte das Projekt „Das besorgte Selbst. Prävention psychischer Störungen in BRD und DDR, 1949–2000" in die Forschungsgruppe ein, das sich den Bemühungen um Vorsorge im Feld psychischer Gesundheit widmete, und zwar in beiden deutschen Staaten von ihrer Gründung bis zehn Jahre nach der Wiedervereinigung. Im Zentrum der Analyse stand dabei das im Zuge der Vorsorge psychischer Störung entstandene Konzept des „besorgten Selbst", das hinsichtlich der drei zentralen Komponenten der staatlichen Vorsorge, der (sozial-)pädagogischen Fürsorge und der psychologischen Selbstsorge untersucht wurde. Das Projekt konzentrierte sich einerseits auf neue Akteure im Feld und thematisierte die Veränderungen vorsorgender

Praktiken und Wissenstechniken durch Psycholog:innen und Sozialarbeiter:innen. Andererseits stellte es gegensätzliche Bestrebungen innerhalb des „besorgten Selbst" in den Vordergrund, die sich im Mehr an Eigenverantwortung bei gleichzeitiger Entmächtigung im Zuge staatlicher Ansätze zur Vorsorge zeigen. Somit adressierte es eine der für die erodierende Differenz von „normal#verrückt" charakteristischen Gegenläufigkeiten.

Mit ihrem Projekt „Berlin auf Droge. Heroinkonsum in der Mauerstadt zwischen Psychiatriereform und AIDS-Phobie in den 1970er- und 1980er-Jahren" nahmen Thomas Beddies und Oliver Falk (Berlin) jene Phänomene in den Blick, die die gesellschaftliche Sicht auf das Heroinproblem und den Umgang mit Heroinkonsument:innen in den 1970er und 1980er Jahren bestimmten. Dabei wurde der Einschätzung Rechnung getragen, dass substanzbezogene Sucht nicht allein als physische Erkrankung aufzufassen ist, sondern dass darüber hinaus Definitionsprozesse und interessengeleitete Politik rechtliche, soziale und auch medizinische Spannungsfelder erzeugen und bestimmen. Als maßgebliche Einflussfaktoren wurden die innerpsychiatrischen wie auch gesamtgesellschaftlichen Entwicklungen einbezogen, die mit der Psychiatriereform sowie mit dem Aufkommen von HIV / AIDS verbunden waren. Denn beide Phänomene trugen im Drogen-Kontext zu der sich auflösenden Unterscheidung von „normal" und „verrückt" wesentlich bei. Reaktionsformen zwischen den Polen Bestrafung und Akzeptanz des Heroinkonsums führten zum Verlust der psychiatrischen Monopolstellung bei Deutung und Behandlung der Drogensucht. Darüber hinaus mündeten sie in eine Diversifizierung (aber auch eine neue Unübersichtlichkeit) in der Drogenpolitik und im Umgang mit den Konsument:innen, die bis in die Gegenwart wirkt.

Ein über die deutschen Grenzen hinausgehendes Projekt wurde von Samuel Dal Zilio und Benoît Majerus (Luxemburg) eingebracht. Mit seinem Titel „Lebensläufe von Patient:innen – Heterogenität der Institutionen" fügte es der Forschungsgruppe die Perspektive der psychiatrisierten Menschen auf die „Deinstitutionalisierung" (im Sinne einer „Geschichte von unten") als eine der zentralen Erzählungen der Psychiatriegeschichte hinzu. Ziel des Teilprojektes war es, die Auflösung der Anstalten alltagsgeschichtlich zu beleuchten, und zwar anhand der Lebensläufe einer Gruppe von Menschen, die Anfang der 1960er Jahre in der Psychiatrie lebten. Dabei wurde sowohl die Nach- wie Vorgeschichte dieser „Patient:innen" betrachtet. Das Projekt konnte zeigen, dass es nicht zu einer wirklichen Deinstitutionalisierung, sondern zu einer Auffächerung von institutionellen Antworten kam. Die alltagsgeschichtliche Herangehensweise zeigte nicht nur die Unterschiedlichkeit der Lebensläufe auf und arbeitete die Vielzahl der Auffangstellen, die sich ab den 1960er Jahren herausbildeten, heraus. Es ging auch darum, die Erfahrungen von bisher vernachlässigten Akteur:innen dieser Deinstitutionalisierung (Patient:innen, Pflegepersonal, Psycholog:innen ...) sichtbar zu machen.

Cornelius Borck (Lübeck) und Armin Schäfer (Bochum) widmeten sich gemeinsam mit Lisa Schmidt-Herzog und Pauline Adamek dem Thema „Alterität und Störung in Psychiatrie und Literatur seit den siebziger Jahren des 20. Jahrhunderts". Die für die 1970er Jahre beschriebene Dynamik einer Normalisierung psychischer Störungen, die allerdings mit einer verstärkten Pathologisierung alltäglicher Phänomene einherging, erfasste auch die Literatur, die ein ausgezeichneter Ort der Auseinandersetzung mit dem psychisch Anderen und mit Störung war und ist. Das Teilprojekt untersuchte daher Austauschbeziehungen, geteilte Problemstellungen, Missverständnisse und Verwerfungen im Verhältnis von Psychiatrie und Literatur aus erkenntnistheoretischer, literaturwissenschaftlicher und psychiatriehistorischer Perspektive: Das Projekt ging aus von zeitgenössischer Kritik an psychopathologischen Konzepten und Klassifikationssystemen und der nachfolgenden Durchsetzung des Konzepts der Störung im psychiatrischen Aufschreibesystem. Aus dieser Perspektive untersuchte es, wie dieser erkenntnistheoretische Wandel sowohl mit einer Selbstreflexion in der Psychiatrie als auch mit neuen Darstellungsmöglichkeiten von psychisch Anderem und von Störung in der Literatur zusammenging. Seit den siebziger Jahren ist die Literatur nicht mehr nur der bevorzugte Ort eines Gegendiskurses zur Psychiatrie, sondern sie entwickelte auch neue Darstellungsweisen für das Anderssein von Menschen mit Psychiatrieerfahrung sowie neue Spielarten der Kritik, die nicht in der Antipsychiatrie aufgingen. In diese Zeit eines erkenntnistheoretischen Wandels der Psychiatrie, wie er sich an der Einführung internationaler, standardisierter diagnostischer Manuale ablesen lässt, fielen auch eine Rezeption ethnopsychiatrischer Konzepte psychischer Störung und erste Auseinandersetzungen mit der internationalen Ethnographie psychischer Andersartigkeit. Das Teilprojekt untersuchte vergleichend die Auseinandersetzung mit Psychiatrie in der Literatur und die Rezeption der Ethnopsychiatrie als Orte, an denen Erfahrungen mit dem psychisch Anderen und mit Störung geäußert und überdacht werden und an denen in dieser Phase eine Vervielfältigung der Äußerungsformen deutlich wird. Zwei Objekte der Ausstellung und des Katalogs stammen aus diesem Projekt – eines zu Aushandlungsprozessen im Bereich der Ethnopsychiatrie, eines zum Umgang mit dem Psychiatrischen im „normalen" Literaturbetrieb.

Bei dem Teilprojekt „Normal#verrückte Kunst. Werke aus psychiatrischem Kontext zwischen Diagnostik und Ästhetik nach 1945", das von Caterina Flor Gümpel und Thomas Röske (Heidelberg), Christof Beyer und Maike Rotzoll (Marburg) durchgeführt wurde, arbeiteten ebenfalls Vertreter:innen verschiedener Disziplinen zusammen. Sie gingen dabei von der Debatte über die Zuordnung von künstlerischen Werken aus psychiatrischem Kontext zwischen Pathologisierung und Aufwertung zur Kunst aus, die seit 1945 wesentlich von dem Künstler und Sammler Jean Dubuffet geprägt wurde. Er brachte den Begriff „Art brut" für originelle Werke von Laien auf, die außerhalb von Traditionen und aktuellen Kunstströmungen entstanden waren, die er jedoch für die eigentliche Kunst hielt, darunter prominent Werke von Psychiatrieinsassen. In den folgenden Jahrzehnten standen diese Werke im Zentrum immer wieder neuer Aushandlungsprozesse, in die sich neben Psychiater:innen auch verstärkt Ausstellungsmacher:innen, Galerist:innen, Sammler:innen, Journalist:innen, Kunsttherapeut:innen und nicht zuletzt die Künstler:innen selbst einmischten. Neben sich ständig erweiternden Akteurskonstellationen wird in den Debatten eine Erosion der Differenz von „normal" und „verrückt" sichtbar, wobei sich die Kategorien bis heute nicht vollständig aufgelöst haben, sondern im Sinne einer Gegenläufigkeit aufeinander bezogen bleiben. Hierfür sorgen bereits die ökonomischen Logiken des Kunstmarktes, in dem die Emanzipation der „Art brut", später „Outsider Art", aus psychiatrischem Kontext als Kunst nicht ohne gleichzeitige (Selbst-) Pathologisierung auskommt. Der Prozess ist nicht abgeschlossen, gleichwohl kann um 1990 nach der Einrichtung eigener Museen, Galerien und Zeitschriften vom Abschluss einer Phase der Institutionalisierung von „Outsider Art" gesprochen werden.

Ulrike Kloeppel, Vera Luckgei und Karen Nolte (Heidelberg) erarbeiteten das Teilprojekt „Frauen in verrückten Lebenswelten – Diskurse und Praktiken im Umgang mit ‚Verrücktheit' in der westdeutschen Frauengesundheitsbewegung von den 1970er bis 1990er Jahren". Sie gingen der Auflösung der Leitdifferenz von „normal" und „verrückt" aus einer geschlechtergeschichtlichen Perspektive nach. Zum einen wurde der Umgang mit der Figur „normal#verrückt" in der Frauengesundheitsbewegung historisch untersucht, zum anderen nach dem Wandel des professionellen Selbstverständnisses der feministischen Akteur:innen in diesem Arbeitsfeld in den 1990er Jahren gefragt. Mitte der 1970er Jahre wurden in der Bundesrepublik Deutschland erste Frauengesundheitszentren sowie Feministische Therapiezentren gegründet. Die Akteur:innen der Frauengesundheitsbewegung vertraten eine dezidiert gesellschafts- und psychiatriekritische Position, da sie Pathologisierung und Psychiatrisierung von Frauen als Ausdruck patriarchaler gesellschaftlicher Strukturen deuteten. In dem Projekt wurde daher erstens danach gefragt, welche alternativen Konzepte zur „Verrücktheit" und zur Therapie Akteur:innen der Frauengesundheitsbewegung entwickelten. Dabei war von Interesse, welche Überschneidungen und Unterschiede zur antipsychiatrischen Bewegung bestanden und inwieweit Diskurse und Praktiken der Frauengesundheitsbewegung alternative Konzepte zur Unterscheidung von „normal" und „verrückt" hervorbrachten. Zweitens wurde nach dem konflikthaften Prozess der Professionalisierung der Frauenprojekte in den 1990er Jahren und dem Selbstverständnis der Akteur:innen in diesen Projekten gefragt, die sich im Laufe der 1990er Jahre von Frauenselbsthilfe- zu Beratungseinrichtungen mit professionell ausgebildeten Berater:innen und Therapeut:innen wandelten. Drittens wurde untersucht, welche Form von alternativem Wissen oder Gegenwissen im Kontext Feministischer Therapie etabliert wurde.

Volker Hess und Susanne Doetz (Berlin) schließlich brachten das Teilprojekt „Verrückte Rationalitäten: Medientechniken und Protestbewegungen 1967–1991" in den Verbund ein. In den Blick genommen wurden jene Bewegungen, die in den Jahren zwischen gesellschaftlichem Aufbruch (1967 / 68) und der zu Ende gehenden Nachkriegszeit (1989 / 91) in der Bundesrepublik für andere Rationalitäten eintraten – aber nicht nur als sozial- und gesellschaftshistorische Phänomene, sondern als gelebte Form neuer Medientechniken. Zentral waren die Aspekte einer materialen Geschichte von Antipsychiatrie, Frauenbewegung und Esoterik / New Age. Aber auch die Pluralisierung von Wahrheit und Wirklichkeit durch medientechnische Vervielfältigungstechniken wurde in den Blick genommen.

Fazit, Ausblick und Ausstellung

Mit dem Abschluss der Projekte, deren Ergebnisse hier exemplarisch im Ausstellungsformat präsentiert werden, stehen das Verstehen der erodierenden Differenz von normal#verrückt und die psychiatrische Zeitgeschichte erst am Beginn: Wie wurde in dieser verwirrenden Unübersichtlichkeit Neues gestaltet? Wie wurde die durch die Erosion freigesetzte Energie produktiv?

Vielfältige Ausformungen und Anwendungsweisen, wie die Folgen und Effekte der erodierenden Differenz von normal#verrückt gelebt werden, stehen auf dem Prüfstand. Die vorgestellten Projekte lieferten Beschreibungen und Analysen einer Transformation des Sozialen, doch weiter ist zu fragen, wie dies über das Feld des Psychischen hinaus die Gegenwart beeinflusst. Eine psychiatrische Zeitgeschichte kann hier der weiteren Forschung als fokussierende Linse dienen.

Ein sichtbares Ergebnis der Forschungsgruppe und ihrer Teilprojekte ist die Ausstellung *NORMAL#VERRÜCKT. Zeitgeschichte einer erodierenden Differenz,* die von Mai bis September 2025 im Museum Sammlung Prinzhorn in Heidelberg gezeigt wird. Doch wie kann man etwas ausstellen, das in Auflösung begriffen ist? Wie kann man eine erodierende Differenz visualisieren und erfahrbar machen? Wir möchten uns mit neun konkreten und exemplarischen Objekten diesem Problem nähern, die jeweils bedeutsame Aspekte oder typische Ambivalenzen der darzustellenden Erosion aufgreifen und auf eigene Weise charakterisieren. Aus allen Teilprojekten stammen die Objekte, die Denkbewegungen auslösen sollen. Der Prozess des Nachdenkens wird unterfüttert mit Bildern und textlichen Dokumenten, die eine Kontextualisierung der Objekte ermöglichen. Beim Durchschreiten des Ausstellungsraumes vermittelt sich deren zeitliche Dimension auch physisch und in der Vorstellung.

Erosion bewirkt ein Verschwinden von Strukturen und das Entstehen neuer Formationen. Die Folge ist eine zunächst verwirrende Unübersichtlichkeit. Diese wird für Besucher:innen erfahrbar, indem sie sich – ähnlich einer Kugel in einem Flipperautomaten – einen zufällig erscheinenden Weg durch den im Parterre gelegenen Ausstellungsraum mit neun vielleicht zunächst rätselhaften Objekten bahnen. Nach und nach erschließen sich dabei Zusammenhänge zwischen den Objekten, doch ein neues Gesamtverständnis durch strukturierende Zuordnung bleibt aus. Nach dem Aufstieg zur Galerie des Ausstellungsraumes lässt sich ein Überblick der verwirrenden Vielfalt der Objekte gewinnen, ein Gesamteindruck der Auswirkungen von Erosion entsteht. Mit der Perspektive von oben sowie durch erläuternde Texte und zusätzliche kontextualisierende Ausstellungsstücke in Pultvitrinen wird der Bezug der Objekte zur Auflösung der Grenzen von „normal" und „verrückt" deutlich und gleichzeitig in einen größeren Zusammenhang gestellt. Nach dem Erfahren der Auflösung im unteren Raum wird nun eine intellektuelle Synthese möglich. Auf diese Weise macht die als Abschluss der Forschungsgruppe konzipierte Ausstellung an einigen beispielhaften Objekten die erodierende Differenz mit ihren Gegenläufigkeiten und in ihren unterschiedlichen Spielarten und Facetten deutlich. Eine Vertiefung bietet der vorliegende Katalog: Autor:innen aus den Teilprojekten stellen jeweils ein Objekt vor, kontextualisieren es und ordnen es in die psychiatrische Zeitgeschichte ein.

1 Frances, Allen: Saving Normal: An Insider's Revolt Against Out-of-Control Psychiatric Diagnosis, DSM-5, Big Pharma, and the Medicalization of Ordinary Life. New York 2013; Peter Hucklenboich: „Normal – anders – krank": Begriffserklärungen und theoretische Grundlagen zum Krankheitsbegriff. In: Groß, Dominik; Müller, Sabine; Steinmetzer, Jan (Hrsgg.): Normal – anders – krank? Akzeptanz, Stigmatisierung und Pathologisierung im Kontext der Medizin. Berlin 2008, 3–32.

2 Die hier formulierten Ideen und Thesen sind das Ergebnis der Arbeit der Forschungsgruppe. Sie werden in ähnlicher Form publiziert in einem Themenheft der Zeithistorischen Forschungen: Fangerau, Heiner; Hess, Volker; Borck, Cornelius; Nolte, Karen: Was ist und welche Ziele verfolgt eine psychiatrische Zeitgeschichte? In: Zeithistorische Forschungen (in Begutachtung).

3 Dörner, Klaus: Bürger und Irre. Zur Sozialgeschichte und Wissenschaftssoziologie der Psychiatrie, Frankfurt am Main 1969; Foucault, Michel: Die Geburt der Klinik. München 1973; Kaufmann, Doris: Aufklärung, bürgerliche Selbsterfahrung und die „Erfindung" der Psychiatrie in Deutschland: 1770–1850. Göttingen 1995; Roelcke, Volker: Krankheit und Kulturkritik: psychiatrische Gesellschaftsdeutungen im bürgerlichen Zeitalter (1790–1914). Frankfurt am Main, New York 1999.

4 Lieberman, Jeffrey A.; Golden, Robert; Stroup, Scott; McEvoy, Joseph: Drugs of the Psychopharmacological Revolution in Clinical Psychiatry. In: Psychiatric Services 10 (2000), 1254–1258.

5 Shorter, Edward: A History of psychiatry: From the Era of the Asylum to the Age of Prozac. New York u. a. 1997.

6 Lehmann, Peter: Der chemische Knebel: warum Psychiater Neuroleptika verabreichen. Berlin 1986.

7 Healy, David: The antidepressant era. Cambridge (MA), London 1997; Healy, David: Pharmageddon. Berkeley, Los Angeles 2012.

8 Hogan, Michael F.: Deinstitutionalization. In: Psychiatric services 46 (10) (1995), 1078.

9 Heinz, Andreas (Hrsg.): Psychische Gesundheit. Begriffe und Konzepte. Stuttgart 2016.

10 Shorter (1997) [wie Anm. 5]; Spitzer, Manfred: Das Wahre, Schöne, Gute: Brücken zwischen Geist und Gehirn. Stuttgart 2008.

11 Dubet, François: Le déclin de l'institution. Paris 2002.

12 Anz, Thomas: Schizophrenie als epochale Symptomatik. Pathologie und Poetologie um 1910. In: Degler, Frank; Kohlroß, Christian (Hrsg.): Epochen / Krankheiten. Konstellationen von Literatur und Pathologie. St. Ingbert 2006, 113–130; Hess, Volker; Schmiedebach, Heinz-Peter (Hrsg.): Kulturen des Wahnsinns. Schwellenräume einer urbanen Moderne. Wien 2012.

13 Graf, Rüdiger; Priemel, Kim Christian: Zeitgeschichte in der Welt der Sozialwissenschaften. Legitimität und Originalität einer Disziplin. In: Vierteljahreshefte für Zeitgeschichte 59 (2011), 479–508; Pleinen, Jenny; Raphael, Lutz: Zeithistoriker in den Archiven der Sozialwissenschaften. Erkenntnispotenziale und Relevanzgewinne für die Disziplin. In: Vierteljahreshefte für Zeitgeschichte 62 (2014), 173–196; Raphael, Lutz: Rezension zu: Dietz, Bernhard; Neumaier, Christoph; Rödder, Andreas (Hrgg.): Gab es den Wertewandel? Neue Forschungen zum gesellschaftlich-kulturellen Wandel seit den 1960er Jahren. München 2014. In: H-Soz-Kult, 18.07.2014.

Gefährlich krank? Justiz, Psychiatrie, Öffentlichkeit und der „Fall Paul L. Stein“

Heiner Fangerau, Uta Hinz, Chantal Marazia

„Gelegentlich taucht aus dem Qualm […] denn doch noch der Umriß eines höchsten Gerichts auf, das prüft, ob Grundrechte *einzelner* Bürger verletzt wurden – gelegentlich, nachdem Jahre vergingen, in denen ein Grundrecht weiter verletzt worden ist […].“[1]

So kommentierte Gerhard Mauz (1925–2003), langjähriger Gerichtsreporter des *Spiegel*, eine Entscheidung des Bundesverfassungsgerichts (BVerfG) aus dem Oktober 1985. Dessen zweiter Senat hatte der Klage eines Patienten der forensischen Psychiatrie stattgegeben: Paul L. Stein (Pseudonym), seit fünfzehn Jahren im Maßregelvollzug, hatte gegen eine Verletzung seiner Grundrechte geklagt. Das Gericht gab ihm recht. Es erkannte in seiner fortdauernden strafrechtlichen Unterbringung eine Verletzung des Rechtsstaatsprinzips und ordnete seine Entlassung an. Der Entscheidung vorausgegangen war ein jahrelanger juristischer Kampf, mithilfe des engagierten Rechtsanwalts Lutz Einsel (*1949).[2]

Der „Fall Paul L. Stein“ – Maßregelvollzug für einen Pelzmanteldiebstahl

Unter dem Titel „Ein unheimlicher Eindruck“ gab Gerhard Mauz in seinem *Spiegel*-Artikel einen Einblick in die Vorgeschichte des Urteils. Im Dezember 1968 hatte der „Paul L. Stein“ Genannte einen Pelzmantel im Wert von heute ca. 1.300 Euro entwendet. Als Wiederholungstäter wurde er 1970 zu neun Monaten Freiheitsstrafe verurteilt. Da er laut einem psychiatrischen Gutachten zeitweise an einer „schizophrenen Psychose“ litt und die Tat im Zustand verminderter Schuldfähigkeit begangen habe, ordnete die zuständige Strafkammer zusätzlich zur Strafe seine Unterbringung im Maßregelvollzug einer psychiatrischen Anstalt an.[3] Für das Gericht trafen auf Stein jene

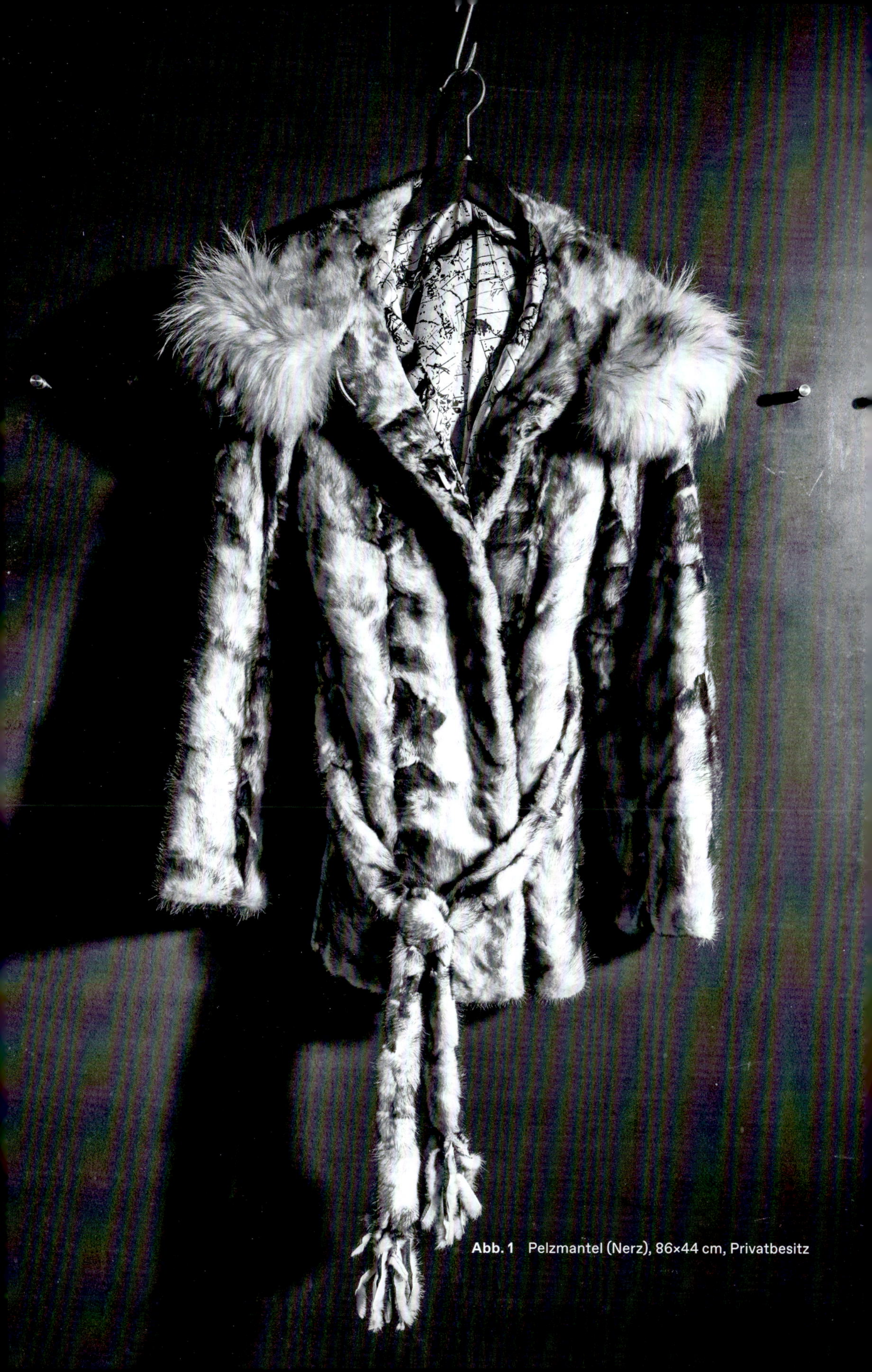

Abb. 1 Pelzmantel (Nerz), 86×44 cm, Privatbesitz

„Ein unheimlicher Eindruck“

Gerhard Mauz zu einem Beschluß des Bundesverfassungsgerichts

Man fügt einem Menschen etwas zu. Er wehrt sich dagegen. Und nun gilt seine Gegenwehr als Beweis dafür, daß es richtig und notwendig ist, ihm das zuzufügen, wogegen er sich wehrt.

Unmöglich, das gibt es nicht? Doch, es gibt das. Die Psychiatrie macht es möglich. Sie bietet sich an, sie läßt sich benutzen. Sie ist das Vehikel, mit dem Menschen in den Teufelskreis eingeliefert werden, in dem ihr Widerstand gegen die Einlieferung der Beweis für die Notwendigkeit der Einlieferung ist.

Denn mittels der Psychiatrie läßt sich die splitternackte Tatsache, daß man einem Menschen etwas zufügt, so herausstaffieren, daß des Kaisers neue Kleider dagegen Lumpen sind.

Man fügt nichts zu – nein, man *gewährt* einem Menschen etwas, was er als richtig und notwendig gar nicht erkennen kann. Und man schützt nicht nur seine Mitmenschen vor ihm. Vor allem bewahrt man ihn vor sich selbst.

Am 10. März 1970 wurde der 1943 geborene Paul L. Stein (der wahre Name wurde ersetzt; warum er durch diesen Namen ersetzt wurde, wird später erklärt) in Essen wegen Diebstahls im Rückfall zu einer Freiheitsstrafe von neun Monaten verurteilt. Es ging um einen Pelzmantel, den Paul L. Stein gestohlen hatte.

Paul L. Stein ist nämlich 1970 nicht nur verurteilt worden. Das Gericht ordnete auch seine Unterbringung in einem psychiatrischen Krankenhaus an. Denn es war nach Anhörung eines psychiatrischen Sachverständigen zu der Erkenntnis gelangt, Paul L. Stein habe die Tat im Zustand erheblich verminderter Schuldfähigkeit begangen. Er leide „zeitweise“ an einer „schizophrenen Psychose“. Es sei also damit zu rechnen, daß er in Zukunft in gleicher Weise wie bisher straffällig werde.

Das Gericht sah auch eine „absolut negative Zukunftsprognose“ für gegeben an. Paul L. Stein hatte Vorstrafen. 14 Jahre alt, war er der Fürsorgeerziehung überantwortet worden. Die Frage, ob es für ihn, einen in elenden Verhältnissen aufgewachsenen Menschen, nicht doch einen Weg zur Sozialisierung geben könnte (die hatte nie stattgefunden, von Resozialisierung konnte nicht die Rede sein), stellte sich indessen nicht ernsthaft. Schließlich gab es einen psychiatrischen Befund.

1968 an dem Tag verhaftet, an dem er unter Alkohol den Pelzmantel gestohlen hatte, ist Paul L. Stein selbstverständlich in einer Psychiatrie beobachtet worden, bevor er 1970 verurteilt und seine Unterbringung angeordnet wurde. Da heißt es etwa 1969 in der Krankenakte: „Sieht verwahrlost aus, starker Bart, ablehnendes Verhalten.“ Auch ein starker Bart kann zur Diagnose „schizophrene Psychose“ beitragen.

Paul L. Steins „ablehnendes Verhalten“ steigerte sich, nachdem er untergebracht worden war. Seine Einschließung war zeitlich nicht begrenzt. Daß ihm etwas Schlimmeres drohte als lebenslang, blieb ihm nicht verborgen. Er mußte nur die Schicksale um sich herum zur Kenntnis nehmen. „Findet sofort einigen Kontakt mit den Psychopathen“, heißt es in der Krankenakte. Die Psychopathen erkennt doch, bitte, jeder, der seine Sinne zusammen hat, sofort. Sehr interessant, daß Paul L. Stein Kontakt mit ihnen aufnimmt: „Es wird geflüstert und getuschelt.“

Auch findet sich in der Krankenakte die Feststellung: „Patient ist undurchsichtig.“ Transparent sollte man sich schon machen, wenn man Patient in der Psychiatrie ist; vor allem als ein auf gerichtliche Anordnung untergebrachter Patient. Patient ist man selbstverständlich auch als auf gerichtliche Anordnung Untergebrachter, sogar dann, wenn ei-

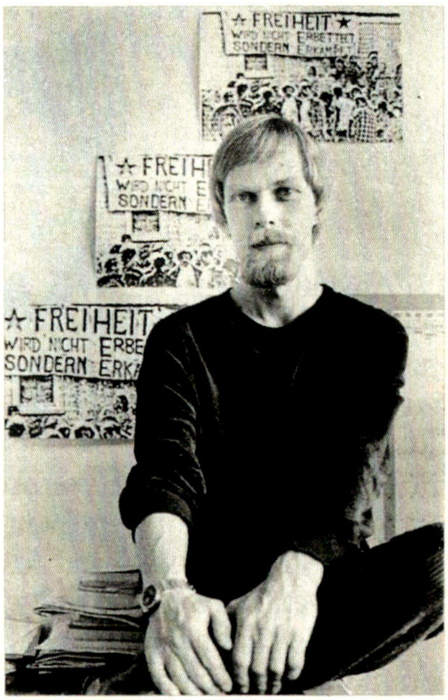

Verteidiger Eisel
„Je länger . . . um so strenger“

79

Abb. 2 „Ein unheimlicher Eindruck“. Gerhard Mauz zu einem Beschluß des Bundesverfassungsgerichts, in: Der Spiegel, 5/1986 (27.01.1986), S. 79

Kriterien des Strafgesetzbuchs zu, die eine solche Maßnahme mit dem Ziel der „Besserung und Sicherung" rechtfertigen: Stein galt als psychisch krank und im Sinne des Strafrechts nur als vermindert schuldfähig. Infolge seines Zustandes seien von ihm aber auch zukünftig vergleichbare Straftaten zu erwarten. Eine solche Wiederholungsgefahr stellt die Kernvoraussetzung einer freiheitsentziehenden Maßregel nach dem Strafgesetzbuch dar, die das Gericht dem Angeklagten nun auferlegte.

Eine bestimmte Dauer wird beim Maßregelvollzug in einer psychiatrischen Einrichtung nicht festgelegt. Es soll sich nicht um eine Strafe handeln, sondern der Maßregelvollzug soll so lange dauern, bis die Untergebrachten strafrechtlich als nicht mehr „gefährlich" gelten („Sicherung"). Zugleich soll die Unterbringung einem therapeutischen Zweck dienen („Besserung").

Da in bestimmten Abständen eine Überprüfung vorgeschrieben ist, wurde Stein ab 1970 regelmäßig durch Psychiater:innen der Einrichtung auf seine Gefährlichkeit und Genesung hin begutachtet, mit wechselnden Diagnosen – aber immer mit einem prognostisch negativem Ergebnis.[4] Auf dieser Basis lehnte das zuständige Gericht ebenso regelmäßig eine Aussetzung der Maßregel zur Bewährung ab. Die Begründung lautete jeweils, Stein verhalte sich aufgrund anhaltender Krankheitssymptome unberechenbar, weshalb eine Entlassung nicht möglich sei. Der *Spiegel*-Artikel prangerte eine Oberflächlichkeit der zugrunde liegenden psychiatrischen Beurteilungen an. Dazu zitierte er im Titel einen Eintrag aus der Krankenakte Steins, wonach dieser einen „unheimliche[n] Eindruck" gemacht habe.

Neben dem *Spiegel* griff auch die Wochenzeitung *Die Zeit* den Fall und das Thema kritisch auf. Hier lautete die lange Titelzeile: „Ein Mann stahl einen Pelzmantel: Erst kam er neun Monate ins Gefängnis, dann fünfzehn Jahre in die Psychiatrie: ‚Sieht verwahrlost aus, starker Bart ...'". Der Journalist und Jurist Hanno Kühnert (1934–2003) lobte darin die Entscheidung des Verfassungsgerichts, „durch die der Atem der Freiheit" ziehe.[5]

Beide Wochenblätter kritisierten die Praxis, nicht das System des Maßregelvollzugs. Sie sahen den Skandal darin, dass auch Patientinnen und Patienten, die keine schweren Straftaten begangen hatten, jahrelang in forensischen Psychiatrien mehr verwahrt als therapiert würden. Allem voran das Rechtsprinzip der Verhältnismäßigkeit würde – wie im konkreten Fall Stein – eindeutig verletzt.

Die Bedeutung des BVerfG-Urteils für die weitere Praxis des psychiatrischen Maßregelvollzugs bewertete *Die Zeit* optimistisch: „Diese vernichtenden Sätze für den Umgang deutscher Gerichte mit seelisch belasteten Patienten [...] werden die Praxis der schnellen und gleichgültigen Einweisungen und das Denken der damit befaßten Staatsanwälte und Richter ändern." Sie müssten sich fortan „mit den Ärmsten der Armen mehr Arbeit machen und genauer hinsehen. Und eingehender prüfen."[6]

Dass der Fall überhaupt in eine größere mediale Öffentlichkeit gelangen konnte, war nicht zuletzt einem kritischen Artikel in der Fachzeitschrift *Recht & Psychiatrie* geschuldet. Schon vor dem BVerfG-Entscheid hatten ihn dort der Psychiater Erich Wulff (1926–2010) und der Jurist und Psychologe Dirk Fabricius (* 1949) unter dem Pseudonym „Der Fall Paul L. Stein" publik gemacht und Faktenmaterial zusammengestellt, auf das sich *Spiegel* und *Zeit* bezogen. Wulff selbst hatte 1981 als externer Sachverständiger ein Gutachten zu Paul L. Stein erstellt und seine Entlassung empfohlen. Das zuständige Gericht war ihm damals nicht gefolgt.[7] In ihrem Artikel prangerten die beiden Experten die „unveränderte Fortdauer schon früher skandalöser Zustände" an.[8]

Sie zitierten ausführlich aus internen Dokumenten, präsentierten so Beispiele für die sich über die Jahre hinweg widersprechenden psychiatrischen Diagnosen ebenso wie für die durchweg negativ konnotierten Beschreibungen des Patienten im Anstaltsalltag. Zu lesen war nicht nur vom „unheimlichen Eindruck", den der Patient mache, sondern immer wieder auch von seiner „zornige[n] Geladenheit"[9] und Renitenz. Fabricius und Wulff deuteten ein solch widerspenstiges, auch aggressives Verhalten gerade nicht als Symptom einer psychischen Erkrankung, sondern als Reaktion auf den Unterbringungsalltag. Ein System, in dem allein „Anpassung, Gehorsam, Sauberkeit und Unauffälligkeit" als Zeichen therapeutischer Besserung zählten, mache selbst krank, so ihr Fazit. Eine stets ungewisse, unbestimmbare Zukunft ließe sich eben „allenfalls mit Phantasien ausfüllen, die mit der Wirklichkeit oft wenig zu tun haben". Die Institution wiederum reagiere auf solche Widerständigkeiten ihrerseits mit einer (neuen) klinischen Diagnose und Medikamenten, zur Beruhigung von „Wahnideen" oder „Erregungszustände[n]".[10]

„Besserung und Sicherung" – und das Problem der „Gefährlichkeit"

Das Urteil der Verfassungsrichter richtete Mitte der 1980er Jahre den Fokus der Medien auf eine Form staatlichen Freiheitsentzugs, die bis dahin die Öffentlichkeit kaum interessiert hatte. Selbst während der Hochphase liberaler Reformen ab Ende der 1960er Jahre, in der demokratische und rechtsstaatliche Prinzipien gesellschaftlich breit verankert werden sollten, war der psychiatrische Maßregelvollzug öffentlich kein Thema. Auch bei der Großen Strafrechtsreform und im Bericht der Psychiatrie-Enquete von 1975, der auf die soziale Integration psychisch kranker Menschen ebenso zielte wie auf den Abbau gesellschaftlicher Vorurteile, spielte er eine nur marginale Rolle.[11]

Gemessen an der Enquete richtete sich die Aufmerksamkeit also erst mit einer Verspätung von zehn Jahren auf die Situation straffälliger Menschen mit einer psychischen Erkrankung. Die Ausführungen der Verfassungsrichter lesen sich dabei auch aus heutiger Sicht in der Tat als vernichtende Kritik: Im Kern konzentrierte sich die Entscheidung im „Fall Paul L. Stein" auf ein rechtliches Problem, das mit der Reform des Strafgesetzbuchs nicht beseitigt worden war. Das Zweite Strafrechtsreformgesetz von Juli 1969 hatte das System der Maßregeln zur „Besserung und Sicherung" zwar reformiert, allerdings die Regeln zur psychiatrischen Unterbringung krankheitsbedingt schuldunfähiger Personen im neuen §63 nicht umfassend geändert. Das therapeutische Ziel der „Besserung" wurde stärker betont, doch blieb die freiheitsentziehende Maßregel nach § 63 als einziger Freiheitsentzug zeitlich unbefristet. Nur mäßig erfolgreich war auch der Versuch gewesen, die Praxis einzuschränken, Menschen in die forensische Psychiatrie einzuweisen, die zwar wiederholt straffällig geworden waren, aber eben keine schweren Delikte begangen hatten. Die vor der Reform geltende weitgehende Formulierung: „wenn die öffentliche Sicherheit es erfordert" wurde im neuen Paragrafen ersetzt durch: „für die Allgemeinheit gefährlich". Das löste das Problem aber offenbar nicht – wie der Fall Paul L. Stein zeigte. Denn 1985 konzentrierte sich die Kritik des BVerfG genau darauf, wie der Gefährlichkeitsbegriff in der Praxis ausgelegt wurde. Das Gericht stellte klar: Die Verhältnismäßigkeit freiheitsentziehender Maßnahmen sei in jedem einzelnen Fall genau abzuwägen. Vor allem aber sei die Gefährlichkeit eines Untergebrachten in allen Phasen der Durchführung einer Maßregel präzise zu begründen. Die „bloße Möglichkeit“ weiterer Straftaten reiche nicht; auch müssten diese erheblich sein. Im Fall Stein sah das Gericht beide Punkte als nicht gegeben an, was es zum zweiten zentralen Kritikpunkt führte: der mangelhaften Qualität der Prüfung und Begutachtung der „Gefährlichkeit“ des Betroffenen. Die Gutachten zu Paul L. Stein, die in „jeweils wenigen Zeilen eine Schilderung seines Zustandes“ enthielten, seien oberflächlich und unzureichend. In Abwägung von individuellen Freiheitsrechten und gesellschaftlichem Sicherheitsbedürfnis sei zudem bei der Entlassung aus dem Maßregelvollzug ein „vertretbares Risiko“ einzugehen.[12]

Das Urteil unterstützte damit eine Entwicklung in der psychiatrischen Fachdiskussion, die auf eine Abkehr von nebulösen Gefährlichkeitsvorstellungen zielte. So hatte etwa Wilfried Rasch (1925–2000), Leiter des Instituts für Forensische Psychiatrie an der FU Berlin und führender Experte des Fachs, ebenfalls 1985 darauf hingewiesen, dass die Gefährlichkeit psychisch kranker Täter deutlich überschätzt werde. Er verwies darauf, dass zwei Drittel der im Maßregelvollzug Untergebrachten „eigentlich nicht gefährlich sind“, und kritisierte die Funktionsweise des Systems, die überwiegend zu Ungunsten der Betroffenen ablaufe: Verhindere ein Gutachter die Entlassung einer nicht (mehr) gefährlichen Person, habe er nie mit Konsequenzen seiner Fehlentscheidung (rechtlich einer Freiheitsberaubung) zu rechnen. Im umgekehrten Fall, bei einer Entlassungsempfehlung mit nachfolgendem Rückfall, sei er dagegen dem öffentlichen Pranger ausgesetzt – oder sogar strafrechtlichen Konsequenzen. Zur Maximierung der eigenen Sicherheit neige er also dazu, die Gefährlichkeit des zu Begutachtenden im Zweifel zu überschätzen. Statt dem kaum handhabbaren Gefährlichkeitsbegriff empfahl Rasch ein Konzept des „kalkulierten Risikos“ mit transparenten und systematisch-wissenschaftlichen Prognosekriterien.[13]

Nicht nur das Gefährlichkeitsstigma und seine Folgen wurden am „Fall Paul L. Stein“ wie unter einem Brennglas sichtbar. Zugleich legte der Fall eklatante Mängel im Unterbringungsalltag offen, die trotz der Maßregelreform bis weit in die 1980er Jahre anhielten. Fabricius und Wulff nannten in ihrer Fundamentalkritik den „Fall Paul L. Stein“ einen „Musterfall“, der ein Licht auf all die „gewöhnlichen Fälle“ werfe, die keine öffentliche Aufmerksamkeit erlangten. Maßregelpatient:innen seien nicht nur völliger Kontrolle und Reglementierung unterworfen. Auch ihre Behandlung, der therapeutische Ansatz der „Besserung“, beschränke sich auf strafähnliche Mittel und ruhigstellende Medikamente.[14] Rasch betonte, es gebe durchaus Personen, die aufgrund einer bestimmten psychischen Entwicklung anderen Menschen erheblichen Schaden zufügen könnten. Gerade bei ihnen helfe aber nur eine konsequente, angepasste Therapie, die bislang fehle. Stattdessen herrsche eine „Verwaltung des Elends“.[15] Nur mit mehr Therapie sei mehr Sicherheit zu erreichen und dazu gehöre ein Stufensystem kontrollierter Lockerungen, trotz nie ganz vermeidbarer Rückfälle.

Zehn Jahre nach dem „Fall Stein" – Das Primat der Sicherheit

Veränderte das Urteil im „Fall Paul L. Stein" nun die Unterbringungspraxis in der forensischen Psychiatrie? Einiges weist in die Richtung, dass zumindest die Einweisungspraxis sich zunehmend auf schwere Gewaltdelikte konzentrierte.[16] Zugleich differenzierten sich prognostische und therapeutische Methoden ab Mitte der 1980er Jahre aus, einschließlich einer stufenweisen Vollzugslockerung und ambulanten Nachbetreuung.[17] 2019 bezeichnete ein Fachvertreter diese Phase rückblickend als die „goldenen Zeiten" der forensischen Psychiatrie: So seien wesentliche therapeutische Verbesserungen eingeführt worden und damit sei die sicherste aller Unterbringungsformen entstanden – mit extrem niedrigen Rückfallquoten.[18]

Eine anhaltende öffentliche Beschäftigung mit der Situation und den Rechten psychisch Kranker im Maßregelvollzug folgte aus dem Fall Stein allerdings nicht. Im Gegenteil. Schon 1985 beobachtete der Experte Rasch, durch einzelne, sehr seltene schwere Rückfallstraftaten von Maßregelpatienten werde die Öffentlichkeit verunsichert und geängstigt. Von einigen würden diese aber auch instrumentalisiert, um „in aller Öffentlichkeit davon zu fantasieren, sogenannte Triebtäter wieder in Konzentrationslager einzuweisen".[19] Ein Fachkollege schrieb wenig später in gleicher Linie, trotz aller gegenteiliger Statistiken entstehe durch wenige Einzelfälle „in der Öffentlichkeit immer wieder der Eindruck von der besonderen Gefährlichkeit Untergebrachter für die Allgemeinheit".[20]

Ein Blick in die Medienlandschaft seit den 1990er Jahren zeigt, dass Medien und Politik den Maßregelvollzug nahezu ausschließlich über Extremtaten wahrnahmen – mit der Folge, dass auch die Themen Flucht und therapeutischer Ausgang aus forensischen Einrichtungen mit in den Fokus öffentlicher Kritik gerieten. So lange dort „Hühnerdiebe" gesessen hätten, habe das niemanden interessiert, zitierte die *Frankfurter Allgemeine Zeitung* (FAZ) 1994 aus der Debatte um eine hessische Einrichtung. Jetzt aber gelänge gewaltbereiten Untergebrachten, auch Raubmördern, die Flucht.[21]

Ein teils massiver Ausbau der klinischen Sicherungseinrichtungen schuf kaum Abhilfe gegen eine skandalisierende Berichterstattung, die nach mehreren Tötungsdelikten an Kindern Mitte der 1990er Jahre eskalierte. Die jetzt mit dem Maßregelvollzug öffentlich verbundenen Bilder waren die eines totalen institutionellen Versagens im Umgang mit gefährlichsten Kriminellen. Der Maßregelvollzug wurde zum Politikum. *Der Spiegel* schrieb nach der Tötung eines 7-jährigen Mädchens durch einen Patienten der Eickelborner Klinik in NRW Ende 1994 von einem „tückischen Virus" der Angst, der das Klima um bestehende Einrichtungen vergifte. Die Forderung laute jetzt, um die Tat eines „Übeltäters" zu verhindern, „müßten notfalls 99 Unschuldige eingesperrt bleiben".[22] Wie im nordrhein-westfälischen Herten erhielten Bürgerinitiativen gegen den Neubau forensischer Kliniken Zulauf. Die *FAZ* kommentierte diese Initiativen 1996 als „gefährliches Gemisch aus hysterischen Ängsten und sachlichen Einwänden" und fragte: „Wie muß die Güterabwägung ausfallen zwischen dem Anspruch solcher Täter auf eine Behandlung und dem Recht der Bürger auf angemessenen Schutz?"[23]

Vor diesem Hintergrund kam es nicht nur in den Parlamenten der (für den Vollzug zuständigen) Länder zum politischen Schlagabtausch über das Verhältnis von Therapie und Sicherheit,[24] wobei Sicherheit jetzt als „wichtigste[r] Grundsatz im

Maßregelvollzug" galt.[25] Auch die Bundespolitik nahm sich der Thematik an. Anfang 1998 kulminierte dieses Klima einer gegen Null gehenden Risikotoleranz im „Gesetz zur Bekämpfung von Sexualdelikten und anderen gefährlichen Straftaten",[26] das die Bundesregierung eiligst zusammenschnürte und das Fachexpert:innen öffentlich stark kritisierten.[27] Anlass waren zwei Sexualmorde an Mädchen in den Jahren 1996 und 1997 gewesen, die allerdings in keiner Verbindung zu Maßregelvollzugspatienten gestanden hatten. Trotzdem wurden mit dem „Gesetz zur Bekämpfung von Sexualdelikten" die 1969 eingeführten und 1985 durch hochrichterlichen Spruch gestärkten Rechte von Untergebrachten im Maßregelvollzug wieder erheblich eingeschränkt: Die Entlassungsvoraussetzungen aus dem Maßregelvollzug wurden derart in Richtung einer Null-Risiko-Formel verschärft, dass der Münchener forensische Psychiater Norbert Nedopil (*1947) darin „ein populistisches Nachgeben gegenüber irrationalen Abgrenzungsbedürfnissen" sah. Er kritisierte diesen Trend und forderte, dass es das Ziel sein müsse, vor den „wirklich Gefährlichen" zu schützen und nicht „allen die Last der durch Angst induzierten Verschärfung der Gesetze" aufzubürden. Er warnte: „Wir erleben wieder einmal die Dämonisierung der psychisch Kranken". Das Gesetz gehe einseitig zulasten der Maßregelvollzugspatient:innen, die weder „Ursache noch Anlaß" der Änderung waren.[28]

Paul L. Stein – Ein „Musterfall"?

Der Mann hinter dem Pseudonym Paul L. Stein gehört zu einer zahlenmäßig kleinen Gruppe von Menschen, die in der Bundesrepublik nach den strafgesetzlichen Maßregeln der „Besserung und Sicherung" in der forensischen Psychiatrie untergebracht wurden. Zwischen 1961 und 2000 bewegte sich deren Zahl immer zwischen 2.500 und 4.500 Personen (unter ihnen nur rund 5 % Frauen[29]). Ab Mitte der 1990er Jahre ist allerdings ein Anstieg auf fast 7.000 Untergebrachte zu Beginn der 2010er Jahre zu verzeichnen.[30]

Der „Fall Paul L. Stein" sollte zwar nicht vorschnell als repräsentativ bezeichnet werden, er kann aber als Musterfall gelten. Zeigt sich doch an ihm der problembehaftete Umgang von Institutionen und Gesellschaft mit Menschen, die als psychisch krank und potentiell „gefährlich" gleich doppelt stigmatisiert sind. Die individuellen Grundrechte der Betroffenen, auch das Recht auf therapeutische Hilfe, und der gesellschaftliche Wunsch nach Sicherheit stehen sich hier dauerhaft gegenüber. Die gesellschaftliche Diskussion über die Abwägung beider Grundwerte findet immer wieder neu statt. Vor und nach 1985 zeigt der Umgang mit psychisch kranken Tätern – und Täterinnen – Veränderungsprozesse, die sich im Kontext einer Erosion der Differenz von „Normal" und „Verrückt" gerade nicht als linearer Prozess der „Normalisierung" darstellen: Es kam eben nicht zu einem steten Abbau von Vorurteilen oder Ängsten, wie es etwa die direkten Reaktionen auf das Urteil im Fall Stein nahezulegen schienen. Vielmehr zeigt die Praxis des Maßregelvollzugs in der Bundesrepublik, insbesondere in ihrer Neugestaltung 1998, Beharrungskräfte und Gegenläufigkeiten im Umgang mit „gefährlich Kranken". Deutlich wird daran auch die Vorläufigkeit, die einem Wandel gesellschaftlicher Bilder und Normvorstellungen innewohnt – besonders dann, wenn Ängste mit im Spiel sind.

1 Mauz, Gerhard: „Ein unheimlicher Eindruck". Gerhard Mauz zu einem Beschluß des Bundesverfassungsgerichts. In: Der Spiegel 5 / 1986 (27.01.1986), S. 79–81, hier S. 81.

2 Ebd., S. 80–81.

3 Ebd., S. 79.

4 Ebd., S. 80.

5 Kühnert, Hanno: Ein Mann stahl einen Pelzmantel: Erst kam er neun Monate ins Gefängnis, dann fünfzehn Jahre in die Psychiatrie: „Sieht verwahrlost aus, starker Bart ...". In: Die Zeit 7 / 1986 (07.02.1986).

6 Ebd.

7 Mauz (1986) [wie Anm. 1], S. 81.

8 Fabricius, Dirk; Wulff, Erich: Der Fall Paul L. Stein. Psychiatrisches Lebenslänglich nach einem Pelzmanteldiebstahl. In: Recht & Psychiatrie 2 (1) (1984), 15–23, hier S. 15.

9 Ebd., S. 16.

10 Ebd., insbesondere S. 20 und S. 21.

11 Bericht über die Lage der Psychiatrie in der Bundesrepublik Deutschland (Psychiatrie-Enquete). Zur psychiatrischen und psychotherapeutischen / psychosomatischen Versorgung der Bevölkerung. Deutscher Bundestag, 7. Wahlperiode, Drucksache 7 / 4200, Bonn 1975, S. 82.

12 Unterbringung von Straftätern in einem psychiatrischen Krankenhaus; BVerfG, Beschluss vom 08.10.1985 (2 BvR 1150 / 80, 2 BvR 1504 / 82). In: Neue Juristische Wochenschrift 39 (1986), 767–771, Zitate S. 769–770.

13 Rasch, Wilfried: Die Prognose im Maßregelvollzug als kalkuliertes Risiko. In: Schwind, Hans-Dieter (Hrsg.): Festschrift für Günter Blau zum 70. Geburtstag. Berlin 1985, 309–325, Zitat S. 311.

14 Fabricius / Wulff (1984) [wie Anm. 8], S. 20–21 und 23.

15 Rasch (1985) [wie Anm. 13], Zitate: S. 322–323.

16 Vgl. z. B. Nowara, Sabine: Gefährlichkeitsprognosen bei psychisch kranken Straftätern: Untersuchung zur Qualität der Gutachten gemäss § 14 Abs. 3 MRVG NW. München 1995, S. 90; Seifert, Dieter; Leygraf, Norbert: Die Entwicklung des psychiatrischen Maßregelvollzugs (§ 63 StGB) in Nordrhein-Westfalen. In: Psychiatrische Praxis 24 (1997), 237–244, hier S. 240.

17 Vgl. Hinz, Uta; Fangerau, Heiner; Marazia, Chantal: Von der Gefährlichkeit zum „kalkulierten Risiko". Psychisch kranke Straffällige in der forensischen Fachdiskussion seit den 1950er Jahren. In: Medizinhistorisches Journal 59 (2024), 152–189, insbesondere S. 172–178.

18 Nedopil, Norbert (Leiter der Abteilung für Forensische Psychiatrie der LMU München): Protokoll der 26. (öffentlichen) Sitzung des Ausschusses für Gesundheit, Pflege und Demografie am 17.01.2019: Angemessenheit der Regeln des Maßregelvollzugsgesetzes zur Gewährleistung der Sicherheit unserer Bevölkerung, Landtag Rheinland-Pfalz, 17. Wahlperiode, S. 12; URL: https: // dokumente.landtag.rlp.de / landtag / ausschuesse / gesundheitsa-26-17.pdf [letzter Abruf: 15.12.2024].

19 Rasch (1985) [wie Anm. 13], S. 310.

20 Bischof, Hans-Ludwig: Zur Typologie des psychisch kranken / gestörten Rückfalltäters. In: Forensia 9 (1988), 89–103, hier S. 89–90.

21 Ein hoher Zaun und der Sicherheitsdienst verhindern die Flucht. Hadamar: Nach den Ausbrüchen vor einem Jahr wurde die Sicherheit der Psychiatrie erhöht. In: Frankfurter Allgemeine Zeitung, 83 / 1995 (07.04.1995), S. 76.

22 Schrep, Bruno: Ein tückisches Virus. SPIEGEL-Redakteur Bruno Schrep über die Angst der Bürger von Eickelborn. In: Der Spiegel 48 / 1994 (27.11.1994), S. 81–86, hier S. 86.

23 Schäffer, Albert: Ein gefährliches Gemisch aus hysterischen Ängsten und sachlichen Einwänden. Ein Klinikneubau für psychisch kranke Straftäter führt in Herten zu Protesten. In: Frankfurter Allgemeine Zeitung 237 / 1996 (11.10.1996), S. 3.

24 Therapie hat Vorrang. Landtagsdebatte zur Sicherheit der Klinik in Hadamar. In: Frankfurter Allgemeine Zeitung 65 / 1994 (18.03.1994), S. 61.

25 Landtag Nordrhein-Westfalen: Schlussbericht des Parlamentarischen Untersuchungsausschusses I, betreffend den Maßregelvollzug in Nordrhein-Westfalen (Drucksache 12 / 4747), Plenarprotokoll 12 / 142, 23.03.2000, S. 11712–11750, Zitat: S. 11733 (Hermann-Josef Arentz, CDU). Der Untersuchungsausschuss „betreffend den Maßregelvollzug in Nordrhein-Westfalen" war im Mai 1998 eingesetzt worden mit dem Ziel, die Entwicklung des Maßregelvollzugs „mit seinen Defiziten und Mängeln", Kapazitätsprobleme, aber auch die „innere und äußere Sicherheit" samt Ursachen für Entweichungen aus dem Vollzug zu untersuchen. Vgl. ebd., S. 38–41. Der Bericht umfasst fast tausend Seiten.

26 Gesetz zur Bekämpfung von Sexualdelikten und anderen gefährlichen Straftaten vom 26. Januar 1998. In: Bundesgesetzblatt 1998, Teil 1, Nr. 6 (30.01.1998), S. 160–163.

[27] Vgl. den „Offenen Brief" an den Vorsitzenden des Rechtsausschusses im Deutschen Bundestag gegen die Verschärfung des § 67d StGB, unterzeichnet von Rüdiger Müller-Isberner, Norbert Nedopil, Hartmuth Horstkotte, Heinz Schöch und Horst Schüler-Springorum, abgedruckt bei: Nedopil, Norbert: Diskussion. Folgen der Änderung des § 67d II StGB für den Maßregelvollzug und die Begutachtung. In: Monatsschrift für Kriminologie und Strafrechtsreform 81 (1998), 44–49.

[28] Ebd., Zitate: S. 44–45.

[29] Marazia, Chantal; Hinz, Uta; Fangerau, Heiner: Gefährlich – krank – weiblich. Wissenschaftliche Analysen weiblicher Gewaltkriminalität von den 1960er bis in die 1990er Jahre. In: NTM. Zeitschrift für Geschichte der Wissenschaften, Technik und Medizin 32 (2024), 445–469, hier S. 450.

[30] Zahlen nach: Dessecker, Axel: Die Überlastung des Maßregelvollzugs. Folge von Verschärfungen im Kriminalrecht?. In: Neue Kriminalpolitik 17 (1) (2005), 23–28, hier S. 23; Stolpmann, Georg: Psychiatrische Maßregelbehandlung. In: Aus Politik und Zeitgeschichte 7 (2010), 28–33, hier S. 29; Traub, Hans-Joachim; Schalast, Norbert: Ansteigende Verweildauer im Maßregelvollzug. In: Recht & Psychiatrie 35 (2017), 147–155, hier S. 150.

Viola Balz

Von der Gefährlichkeit zur Gefährdung. Alkoholismus in Filmen der Bundeszentrale für Gesundheitliche Aufklärung, 1960–1979

„Eine ziemlich erschütternde Reportage vom ‚Wohlstandsalkoholismus' unseres Wirtschaftswunderlands",[1] so fasste die *Süddeutsche Zeitung* 1960 die Wirkung des Films *Ohne Glas und Maß* von Dieter Menninger (1921–2007) und Gottfried Gülicher (Lebensdaten unbekannt) zusammen (Abb. 1). Diese Botschaft wirkt fast untertrieben. Der 1960 erschienene Film wurde nicht nur Jahre später noch von der Bundeszentrale für Gesundheitliche Aufklärung (BzGA) vertrieben. Er lief Anfang Januar 1960 auch zur besten Sendezeit um 20.25 Uhr im SWR-Fernsehprogramm.[2] In der Wirkung ging der Film weit über das klassische Fernsehpublikum hinaus: Er wurde zunächst den Mitgliedern des Jugend- und Sozialausschusses in NRW vorgeführt. Aufgrund der dort ausgelösten Erschütterung luden die Verantwortlichen anschließend alle Mitglieder des NRW-Landtags zur Werkschau ein.[3] Das SWR-Autorenteam war zu diesem Zeitpunkt bereits bekannt: Es drehte vor allem in den 1960er Jahren mehrfach sozialkritische Reportagen, wie beispielsweise 1963 die Dokumentation *Achtung Polizei* über die damals aktuelle Belastung von Polizisten angesichts von Krawallen und zunehmender Jugendkriminalität.[4] Auch die Reportage von Menninger und Gülicher über den Alkohol stellte die Gefährlichkeit der Trinker:innen und die Wiederherstellung einer funktionierenden Gesellschaftsordnung ins Zentrum: Sie zeigte jugendliche Konsument:innen, randalierende Berauschte im Ahrtal, trinkende Frauen und Süchtige in der Klinik Köln-Brauweiler. Zudem offenbarte sie die Überforderung einer Polizei, die das Geschehen zu kontrollieren versuchte. Kommentiert wurde das Ganze von Experten u. a. aus Sozialer Arbeit und Medizin.

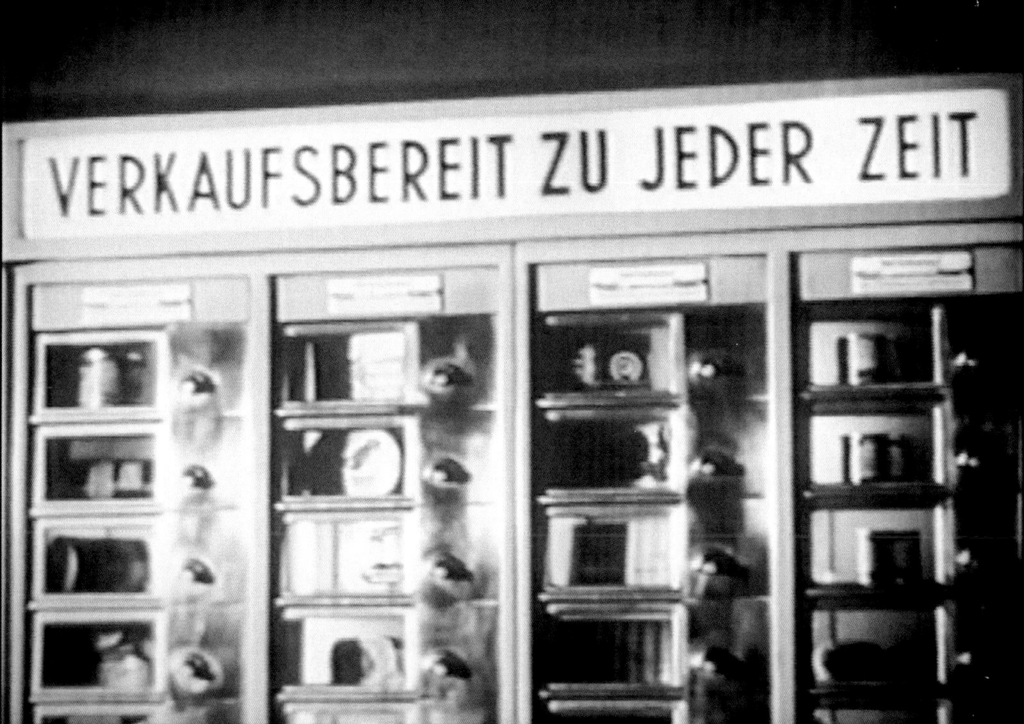

Abb. 1 Weinflaschenautomat, Still aus dem Film: „Ohne Glas und Maß", 1960, Regie: Dieter Menninger und Gottfried Gülicher, BZgA

Damit reagierte der Film auf eine gesellschaftliche Entwicklung, die Politik, Fachwelt und Medien seit den 1950er Jahren beschäftigte. Schon 1953 hatten die Ausgaben für alkoholische Getränke der Bundesbürger ein Viertel der Kosten für Nahrungsmittel betragen.[5] Auch aus diesem Grunde wurde eine polizeiliche Sperrstunde für den Ausschank an alkoholischen Getränken gefordert, die sich an den Ladenöffnungszeiten orientieren sollte.[6] Darüber hinaus wurde in Fachjournalen die ständige Verfügbarkeit von Alkohol kritisiert, wie sie beispielsweise im Weinflaschenautomaten (Abb. 1) zum Ausdruck kam.

„Wer um die Gefahren eines immer weiter um sich greifenden Alkoholismus weiß, wird diese Erscheinung mit großer Besorgnis beobachten",[7] führte ein leitender Regierungsdirektor aus Hamburg aus. Zugleich bemängelte der Zitierte, dass das Verbot dieser Automaten vom Landesverwaltungsgericht aufgehoben worden war, was einen beachtlichen Anstieg des Jugendalkoholismus nach sich gezogen habe. Auch das Autorenteam zeigte den Weinflaschenautomaten als Beispiel für eine unreglementierte Verfügbarkeit von alkoholischen Getränken, die eine alkoholzentrierte Gesellschaft beförderten. Die geschilderten Entwicklungen führten dazu, dass sich bereits 1958 der Landtag von Baden-Württemberg mit dem steigenden Alkoholkonsum nach dem Zweiten Weltkrieg beschäftigte. Insbesondere die Tatsache, dass inzwischen fast jede fünfte alkoholkranke Person weiblich war, bot Anlass zur Sorge. Trinkende Frauen galten vorher als Rarität.[8] Gegenläufig zur hohen Zahl der Alkoholiker:innen entwickelten sich allerdings die Zahl der Trinkerheilanstalten: Nur noch gut ein Viertel der in den Zwischenkriegsjahren betriebenen Asyle waren inzwischen noch vorhanden.[9]

Die Dokumentation lässt ausführlich umstrittene Experten wie den Psychiater Friedrich Panse (1899–1973) zu Wort kommen. Wie dieser in einer Fachzeitschrift ausführte, hätte das Alkoholproblem in den 1950er Jahren erheblich an Bedeutung gewonnen: So sei die Zahl der Alkoholiker in der von ihm geleiteten Landesheilanstalt Grafenberg / Düsseldorf von unter zehn 1947 auf über 100 im Jahre 1959 gestiegen. Die geschilderte Entwicklung lastete er einem „Neoalkoholismus" an, den er als „Volksseuche" bezeichnete. Er forderte, diesem durch einen Ausbau der professionellen Fürsorge zu begegnen.[10] Damit schloss Panse, der in der NS-Zeit T4-Gutachter und Anhänger des Regimes gewesen war, an rassenhygienische Stereotype an.[11] Als neues, zentrales gesundheitspolitisches Problem wurde der Wehrmutsalkoholismus beschrieben, der seit Mitte der 1950er Jahre beobachtet werden könne. Vor allem durch den Import dieses billigen „südländischen" Weines habe sich die Sterblichkeit unter den Alkoholikern und die Zahl der Alkoholpsychosen deutlich erhöht.[12]

Solche Schilderungen sorgten auch für eine größere politische Aufmerksamkeit für das Phänomen: So wurde beispielsweise der Landtag von Baden-Württemberg im März 1960 ersucht, die Angemessenheit der finanziellen Mittel für die Suchthilfe zu prüfen, die Bevölkerung besser über die Gefahren von Alkohol, Tabak und anderen Suchtmitteln aufzuklären und Beschäftigungseinrichtungen für „asoziale und arbeitsscheue Süchtige" zu schaffen.[13] Die beschriebenen Entwicklungen schließen an das in den 1950er Jahre dominante Bild eines schuldhaften persönlichen Versagens des Trinkers an. Alkoholsucht wurde als Krankheit des Willens bezeichnet.[14] Die Orientierung an einer konstatierten Willensschwäche zeigte sich in den 1960er Jahren auch in der bundesdeutschen Rechtsprechung: Noch

1962 verweigerte das Bundessozialgericht einem Arbeitnehmer, der durch „Trunksucht" erwerbslos geworden war, die gesetzliche Erwerbsunfähigkeitsrente nach mehrfacher erfolgloser Entziehungskur, weil dem Trunksüchtigen offensichtlich der Wille fehle Hilfe anzunehmen.[15] Auch Panse kritisierte den Zusammenbruch einer gesellschaftlichen Ordnung, die sich in der steigenden Zahl an Trinker:innen bemerkbar mache:

„Tiefgreifende Wandlungen der sozialen Struktur erfahren wir in diesen Jahren. Die Arbeitszeiten sind verkürzt, die Löhne angestiegen, insbesondere bei Jugendlichen die Freizeit verlängert [...]. Aber man hat nichts Entscheidendes getan, den so von der schweren Bürde der Arbeit Befreiten dahin zu führen, dass er seine Freizeit sinnvoll zu gestalten, sein Geld auch nutzbringend anzulegen weiß. So entstand ein neuer Alkoholismus aus geistiger Leere [...]."[16]

Dieser Zustand wurde im Film auch als „Wohlstandsalkoholismus" beschrieben – symbolisiert durch feiernde Jugendliche und grölende Besucher des Ahrtals, die den nächtlichen Frieden störten. Die Dokumentation verdeutlicht aber zugleich die Angst und den Ärger der Nachbar:innen, die sich eine funktionierende gesellschaftliche Ordnung zurückwünschten. Alkoholiker:innen erschienen hier als gefährlich: Dies zeigten nicht nur die geschilderten Angriffe auf die Polizei, sondern auch Aussagen von Kindern, die sich nicht mehr nach Hause trauten, und Frauen, die von Angriffen gegen ihr Haus berichteten.

Indem der Film an das Narrativ des Alkoholismus als Willensschwäche anknüpfte, erschien auch hier das Trinken als persönliches Versagen von haltlosen Menschen. Dieser Argumentation folgend führte der Film dem Zuschauenden zwei unterschiedliche Alkoholkranke vor Augen: Auf der einen Seite zeigte er die Rehabilitierbaren, die willensstark genug waren, die Angebote der Kurkliniken anzunehmen – und so wieder ein produktives Mitglied der Gemeinschaft zu werden. Auf der anderen Seite wurden die „gefallenen", willensschwachen Trunksüchtigen vorgeführt, die in der Trinkerheilanstalt über zwei Jahre behandelt werden mussten: „Aufenthaltskosten in dieser Anstalt: 16 Mark täglich. 8 DM arbeitet der Trinker ab, den Rest zahlen wir!". Dieser Kommentar im Film verdeutlicht, dass schwere Alkoholsucht immer noch als charakterliche Verfehlung des Betroffenen wahrgenommen wurde. Exzessiver Alkoholkonsum gefährdete aus dieser Perspektive vorrangig die gesellschaftliche Ordnung. Dementsprechend sollte er durch Polizei, Psychiatrie und zivilgesellschaftliche Akteure ordnungspolitisch eingedämmt werden. Gleichzeitig deutete sich im Film *Ohne Glas und Maß* allerdings schon ein gesellschaftlicher Wandel der Suchthilfe an: So appellierte der Film am Ende an die Zuschauenden, dass Trinker keine Asozialen seien, sondern kranke Menschen. Es wurde problematisiert, dass diese mit „Kriminellen" und „Fürsorgezöglingen" zusammengesperrt würden.

Das Bild von Trunksüchtigen begann sich Anfang der 1960er Jahre weiter zu wandeln: Mit der Einführung des Bundessozialhilfegesetzes (BSHG), das am 1. Juni 1962 in Kraft trat, wurden auch die Hilfen für Alkoholkranke neu gedacht: Süchtige Menschen wurden erstmals als Gefährdete beschrieben, denen Hilfen zur Wiedereingliederung, zum Leben in der Gemeinschaft zustanden. Diese Hilfen waren laut BSHG im Wesentlichen persönlicher Natur und umfassten sozialpädagogische Begleitung und Beratung. Gleichzeitig ermöglichte das Gesetz weiterhin, dass Süchtige in eine Anstalt oder in ein Heim eingewiesen werden konnten, wenn sie besonders „willensschwach" waren und beispielsweise anhaltend hemmungslos tranken.[17] Diese Charakterisierung änderte sich erstmals 1968, als das Bundessozialgericht ein wichtiges Urteil fällte: Trunksucht sei als Krankheit im Sinne der gesetzlichen Krankenversicherung anzuerkennen, eine Charakterisierung des Trinkers als „willensschwach" sei mit den neusten wissenschaftlichen Erkenntnissen nicht mehr in Einklang zu bringen. Neuere Forschungen hätten gezeigt, dass die süchtige Form des Trinkens dem Alkoholiker eben nicht mehr erlaube, mit eigener Willenskraft davon loszukommen. Es handle sich beim Alkoholismus um eine körperlich-seelische Komplexerkrankung.[18]

Mit der Orientierung am Krankheitsbegriff und der neuen Sicht auf Alkoholabhängige als Gefährdete gerieten auch neue Zielgruppen in den Blick. Um 1970 wurde verstärkt der Drogenkonsum Jugendlicher thematisiert. Eine 1970 in Berlin durchgeführte Studie kam zu dem Schluss, Sucht betreffe insbesondere diejenigen Jugendlichen, die aus einem guten Elternhaus stammten. Es wird konstatiert, dass „die von nackter physischer Not befreite Jugend der modernen Industriestaaten heute die Frage nach dem Sinn des Lebens in anderer, radikaler Weise stellt und in der kritischen Analyse der erlebten Strukturen im Ausbildungs-, Arbeits-, Herrschafts- und Freizeitbereich Bedingungen vorfindet, die weder geistig faszinierend, noch emotional ergiebig sind."[19]

Anfang der 1960er Jahre hatte Panse ein ähnliches Phänomen der zunehmenden „geistigen Leere" noch als eine Gefährdung der konservativen Gesellschaftsordnung angesehen, der mit strengen Regeln zu begegnen sei. Im Anschluss an die nach den Protesten von 1968 einsetzenden neuen pädagogischen Konzepte konzentrierten sich die Suchtkampagnen nun auf gelingende Identitätskonzepte für Jugendliche in deren Suche nach einem neuen Sinn. Wie eine von der Bundesregierung 1972 bis 1974 in Auftrag gegebene Aufklärungskampagne für Jugendliche über Drogen- und Rauschmittelmissbrauch ausführte, sollten die Maßnahmen auf Angst- und Furchtapelle verzichten, da diese sich in der Gesundheitspädagogik als wirkungslos erwiesen hätten.[20] 1975 beschloss das Ministerium für Jugend, Familie und Gesundheit zusammen mit der Länderkonferenz ein Aktionsprogramm zur Eindämmung und Verhütung des Alkoholmissbrauchs. Dieses widmete sich zentral auch dem Jugendalkoholismus. Wie dort ausgeführt wurde, belegten epidemiologische Studien, dass der missbräuchliche Konsum bei Jugendlichen stark zugenommen habe. Darüber hinaus würden in absehbarer Zeit ungefähr 50% der über 16jährigen mit einem Konsum von mehr als 80 mg reinen Alkohols pro Tag eine Grenze überschreiten, die mit einer großen Wahrscheinlichkeit zu einer späteren Alkoholkrankheit führe.[21] Um das Ziel des kontrollierten Trinkens zu erreichen, bedurfte es also einer Vielzahl an erzieherischen Maßnahmen.[22] Als erste Schritte schlug das Programm u.a. Merkblätter mit Grundinformationen zu Alkohol und seinen Gefahren, Kurzeinblendungen im Fernsehen zum Thema „gefährliche Trinkmengen" sowie Broschüren und Plakatwerbung zum Thema des Drogenmissbrauchs vor. Als besonders gefährdet wurden Jugendliche und Bundeswehrsoldaten angesehen, da die Bundeswehr als „Schluckschule der Nation" galt. Wehrpflichtige sollten durch eine spezielle Aktion bei der Bundeswehr direkt angesprochen werden. Dies zeigt beispielsweise eine Mitmachaktion der BZgA, in der Jugendliche Postkarten mit trinkenden und grölenden Bundeswehrsoldaten mitgestalten und so neue Formen von

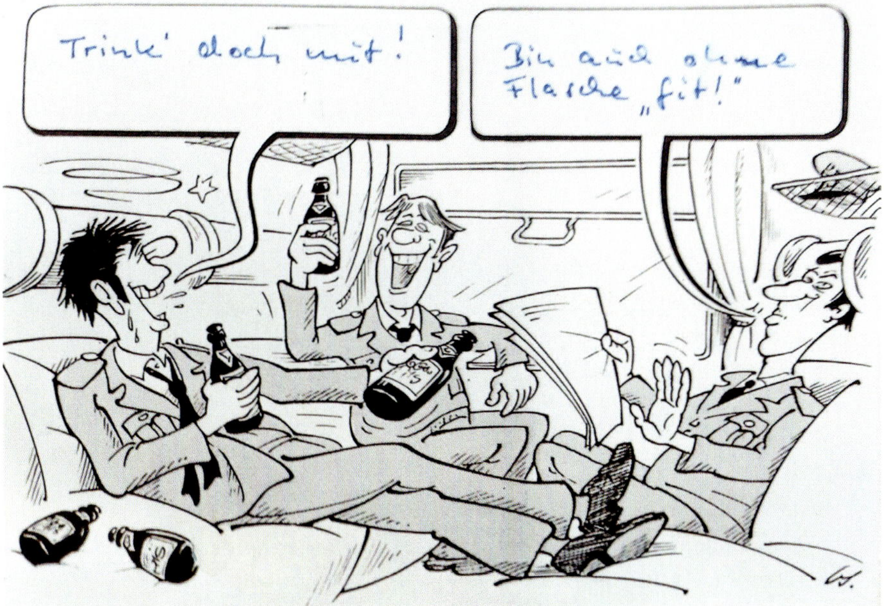

Abb. 2 „Trink doch mit!“, 1970er Jahre, Postkarte einer Aktion der Bundeszentrale für gesundheitliche Aufklärung, Bundesarchiv Koblenz

Männlichkeit konstruieren konnten, indem sie die dort leergelassenen Sprechblasen ausfüllten (Abb. 2).

Zudem wurden Jugendliche sowohl durch Aufkleber, Anzeigen in Jugendzeitschriften als auch durch pädagogische Programme z. B. in der Schule adressiert.[23] Dazu gehört auch ein offensichtlich für den Unterricht produzierter Comic, der eine Gruppe trinkender Schüler:innen zeigt (Abb. 3).

Die Bildgeschichte sollte Jugendlichen verdeutlichen, aus welchen Gründen sie eigentlich tranken. Im Auftrag des Ministeriums und als Teil des 1975 vorgelegten Maßnahmenkatalogs produzierte bzw. co-produzierte die BZgA zudem zahlreiche Filme zum Thema Alkohol. Ein zeithistorisch besonders eindrückliches Dokument ist der von Ulrich Spinnarke (*1940) und Gisela Spinnarke (Lebensdaten unbekannt) gedrehte Film *Helmuth, 18 Jahre, Alkoholiker* von 1976. Der Film wurde vom Institut für Film in Wissenschaft und Unterricht vermutlich ausschließlich für einen Einsatz in Schulen produziert. Ulrich Spinnarke, der für den Film Regie und Kamera verantwortete, hatte bereits 1968 mit einem Co-Autor ein vielbeachtetes Buch über die Studentenbewegung geschrieben und galt fortan als linksliberaler Befürworter sozialer Bewegungen.[24] Im selben Jahr wurde er Kulturredakteur des Bayrischen Rundfunks.[25] Für das Institut für Wissenschaft und Unterricht drehte Spinnarke noch weitere Filme, wie z. B. 1978 den Film *Mit 17 arbeitslos*.

Der fiktive Film *Helmuth, 18 Jahre, Alkoholiker* erzählt die Geschichte von Helmuth, der aus der Enge seines strengen Elternhauses flieht und aufgrund der Perspektivlosigkeit in seinem Leben schließlich zu viel trinkt. Schon zu Beginn des Films erfahren die Zuschauenden, dass Helmuth unter einem Alkoholdelir leidet. Seine Eltern bringen ihn schließlich in die Klinik. Die reine Entgiftung reicht jedoch nicht aus, um Helmuth entsprechend zu stabilisieren. Wie gezeigt wird, bedarf es neben den klassischen medizinischen nun auch einer Reihe von psychosozialen Maßnahmen, um den Protagonisten nachhaltig vom Alkohol zu entwöhnen: Er wird zunächst von einem Sozialarbeiter in eine (psycho-)therapeutische Klinik gebracht. Dabei nimmt der Film die neuen Herangehensweisen der Suchthilfe auf und versucht diese dem Publikum näherzubringen: Zwar waren bereits in den 1960er Jahren Gruppentherapien im Bereich der Alkoholikerhilfe durchgeführt worden, erst Ende der 1970er Jahre setzten sich aber auf entsprechende Empfehlungen der gesetzlichen Kranken- und Rentenversicherung erste Formen der Suchttherapie durch. Letztere umfassten neben der klassischen Entgiftung auch eine psychosoziale Entwöhnung in einem Therapiezentrum und eine anschließende Begleitung durch eine Selbsthilfegruppe.[26]

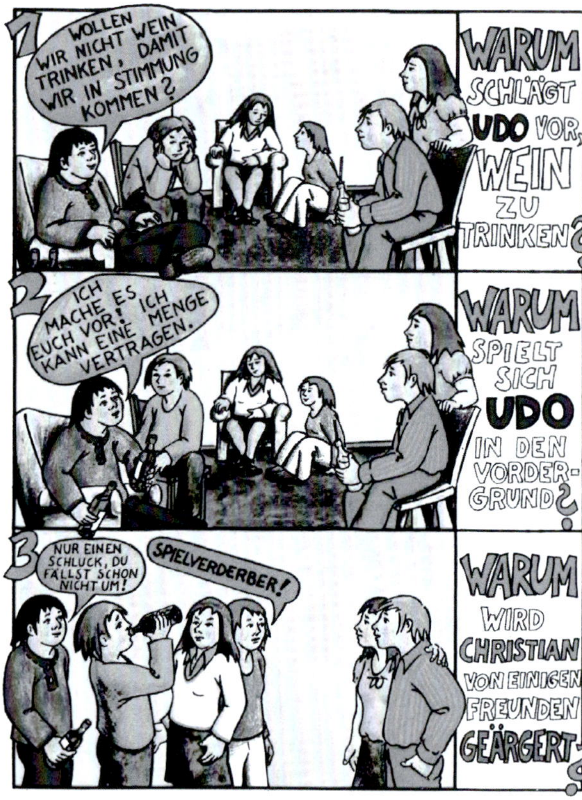
1
WOLLEN WIR NICHT WEIN TRINKEN, DAMIT WIR IN STIMMUNG KOMMEN?
WARUM SCHLÄGT UDO VOR, WEIN ZU TRINKEN?
2
ICH MACHE ES EUCH VOR! ICH KANN EINE MENGE VERTRAGEN.
WARUM SPIELT SICH UDO IN DEN VORDERGRUND?
3
NUR EINEN SCHLUCK, DU FÄLLST SCHON NICHT UM!
SPIELVERDERBER!
WARUM WIRD CHRISTIAN VON EINIGEN FREUNDEN GEÄRGERT?

Abb. 3 „Warum schlägt Udo vor, Wein zu trinken?“, aus: Bartsch, Norbert; Bundeszentrale für gesundheitliche Aufklärung: Curriculum Alkohol, Rauchen, Werbung, Gesundheit, Unterrichtseinheiten für das 1. bis 4. Schuljahr, Köln 1975

Im Therapiezentrum angekommen, wird Helmuth aufgefordert, sich seinen Ängsten zu stellen. Statt „cool“ vor der Therapiegruppe auf dem Therapiestuhl zu sitzen, soll er seine Emotionen zeigen und vor allem darüber sprechen. Im Rückblick erfahren die Zuschauenden, dass Helmuth aus einem strengen Elternhaus stammt. Der Vater habe ihn durch seine autoritäre Erziehung zum Versager gemacht, seine Mutter habe er wegen ihrer devoten Haltung in Konfliktsituationen nicht akzeptieren können. Auch in Zusammenkünften mit Gleichaltrigen habe er sich stets minderwertig gefühlt, da er nicht intellektuell genug gewesen sei und nicht so gut habe sprechen können wie andere. Seine Minderwertigkeitsgefühle habe Helmuth schließlich mit Alkohol betäubt. Nach mehreren Tiefpunkten erneut in der Klinik angekommen, widmet er sich dem Verhältnis zu seinen Eltern: Er wird von der Gruppe aufgefordert, sich seinen Wünschen und seiner Wut zu stellen und seine Mutter notfalls auch anzuschreien. In dieser markanten Filmszene richtet der Protagonist seine mit Alkohol betäubten Autoaggressionen nach außen. Auch nach weiteren Rückfällen trifft er später wieder auf einen Sozialarbeiter, der ihn verstehend begleitet. Wie in der letzten Szene des Films deutlich wird, ist auch nach mehreren Therapien der erneute Rückfall in alte Trinkmuster eine große Gefahr. Allerdings habe Helmuth gelernt, sich seinen

Ängsten zu stellen und könne deshalb Hoffnung auf eine Zukunft ohne Alkohol haben.

Wie in den 1960er Jahren war die Alkoholkrankheit auch in den 1970er Jahren das Symbol einer Gesellschaftskrise. Letztere zeigte sich unter anderem durch Konflikte im Elternhaus, in der Arbeitswelt und einem Verlust an Lebensperspektiven. Allerdings sollte dieser nicht mehr mit Wiederherstellung einer konservativen Gesellschaftsordnung begegnet werden. Gefährdete, insbesondere junge Menschen, erhielten nun eine verstehende Begleitung durch eine Vielzahl psychosozialer und pädagogischer Kampagnen. Die vermeintliche Gefährlichkeit des alkoholkranken Subjekts trat gegenüber dessen Gefährdung in den Hintergrund. Damit erodiert auch die Dichotomie von gefährlichen Trinker:innen und gesellschaftlich angepassten normalen Menschen. Es entsteht ein neuer Blick auf durch die Gesellschaft gefährdete Subjekte.

[1] Salmony ,Georg: Gute Stoffe, nach Maß gearbeitet. In: Süddeutsche Zeitung (26.01.1960).

[2] Anonymus: Der Rundfunk heute. In: Süddeutsche Zeitung (18.01.1950).

[3] Das Fernsehen enthüllt die Gefahren des Alkohols. In: Suchtgefahren 6 (1) 1960, 28.

[4] Anonymus: Polizei-Funk. In: Der Spiegel 46 / 1963 (12.11.1963).

[5] Nahrungsmittel: 23,7 Millionen DM; Alkohol 5,8 Millionen DM. Vgl. Anonymus: Kleine Mitteilungen. In: Blätter der Wohlfahrtspflege 101 (11) 1954, 433.

[6] Fischer, Anna Klara: Nachdenkliches zur Polizeistunde. In: Suchtgefahren 4 (2), 1958, 1–3.

[7] W. (Vorname unbekannt) Becker: Bier- und Flaschenverkauf durch Automaten. In: Suchtgefahren 4 (2), 9–12.

[8] Zum Frauenalkoholismus vgl. Balz, Viola: „Die beste Alkoholprävention ist die Antiemanzipation". In: NTM 2024, https: // doi.org / 10.1007 / s00048-024-00407-z.

[9] Anonymus: Vorsorge und Suchtgefahren. In: Soziale Arbeit 9 (3) 1960, 99.

[10] Panse, Friedrich Albert: Aufgabe einer Landesheilanstalt für Suchtkranke. In: Blätter Wohlfahrtspflege 106 (11) 1959, 381. Wenngleich er gerichtlich in der Nachkriegszeit rehabilitiert worden war, wurde ihm die bis 1967 ausgeübte Stellung als Leiter der Landesheilanstalt Grafenberg nur gegen den Willen der NRW-Landesregierung ermöglicht.

[11] Forsbach, Ralf: Panse, Friedrich Albert. In: Biographisches Archiv der Psychiatrie, https: // biapsy.de / index.php / de / 9-biographien-a-z / 259-panse-friedrich [letzter Abruf: 13.11.2024].

[12] Wolter, E. (Vorname unbekannt) : Der Wehrmutsalkoholismus: Ein neues gesundheitspolitisches Problem. In: Suchtgefahren 6 (1), 1–6. Wolter berichtet hier aus der von Panse geleiteten Klinik Düsseldorf-Grafenberg.

[13] Anonymus: Aus der Arbeit des Landtags von Baden-Württemberg. In: Blätter der Wohlfahrtspflege 107 (3) 1960, 95.

[14] Valverde, Marianna: Deseases of the will. Alcohol and the dilemmas of freedom. Cambridge: Cambridge University Press 1998.

[15] Anonymus: Bei Trunksucht keine Rente. In: Soziale Arbeit, 13 (9), 1964, 406.

[16] Panse, Friedrich: Die psychologischen und sozialen Wurzeln der Suchten. In: Suchtgefahren 9 (4) 1963, 1–17.

[17] Krasney, Ernst: Das Bundessozialhilfegesetz und die Suchtkrankenhilfe. In: Suchtgefahren 7 (4) 1961, 17–22, insbesondere S. 19–20.

[18] Anonymus: Trunksucht als Krankheit. In: Suchtgefahren 17 (09), 1968, 399.

[19] Bschor, Friedrich: Jugend und Drogenkonsum. In: Soziale Arbeit 19 (12) 1970, 525–539.

[20] Anonymus: Aufklärungskampagne der Bundesrepublik Deutschland 1972–1974. In: Blätter der Wohlfahrtspflege 119 (02) 1972, 44

[21] BZgA: Aktionsprogramm zur Eindämmung und Verhütung des Alkoholmissbrauch, Köln 1975, S. 9.

[22] Ebd., S. 12.

[23] Ebd., S. 21–22.

[24] Spinnarke, Ulrich / Mager, Friedrich: Was wollen die Studierenden? Frankfurt / Main: Fischer 1968.

[25] Anonymus: Rebellion der Gläubigen. In: Der Spiegel 3/1968 (14.01.1968).

[26] Balz (2024) „Die beste Alkoholprävention ist die Antiemanzipation" [wie Anm. 8].

Die meisten Menschen in Deutschland dürften sie kennen oder schon einmal wahrgenommen haben: Serviceautomaten, die landläufig als Zigarettenautomaten bekannt sind, ursprünglich aber viele Arten von Waren und Dienstleistungen unabhängig von Ladenöffnungszeiten anboten.[1] Durch die heutigen Möglichkeiten, rund um die Uhr Waren- oder Dienstleistungen in Anspruch nehmen zu können, etwa durch längere Öffnungszeiten, Lieferdienste und vor allem durch das Internet, ist die Bedeutung solcher Automaten in den letzten Jahrzehnten drastisch zurückgegangen. Dennoch gibt es sie nach wie vor, wenn auch in geringer Stückzahl und in anderen, weniger von ökonomischen Erwägungen abhängigen Kontexten. So wurden und werden seit nunmehr fast dreißig Jahren „Warenverkaufsautomaten" im Rahmen der praktischen Drogenhilfe zu sogenannten Präventionsautomaten – auch „Spritzenautomaten" genannt – umgewidmet. An diesen können sterile Spritzen, Nadeln und „hygienisch einwandfreies Konsumzubehör" für den intravenösen Drogenkonsum erworben werden.[2] Die Automaten leisten damit einen essenziellen Beitrag zur Infektionsprophylaxe und körperlichen Schadensverminderung beim intravenösen Drogenkonsum (Spritzendrogenkonsum).

Aber warum werden Spritzenautomaten überhaupt benötigt? Seit wann gibt es sie? Und was soll mit ihnen erreicht werden?

Vorgeschichte

Die Idee des „Spritzenautomaten" hat eine längere Vorgeschichte, die in der Bundesrepublik zum einen eng mit dem Anfang der 1970er Jahre verstärkt auftretenden Phänomen des intravenösen Heroinkonsums insbesondere bei Jugendlichen und jungen Erwachsenen und zum anderen mit der AIDS-Gesundheitskrise ab Mitte der 1980er Jahre verknüpft ist. Diese beiden außergewöhnlichen und die Gesellschaft herausfordernden historischen Ereignisse beeinflussten auf unterschiedliche Weise nicht nur die deutsche Drogenpolitik mit ihren therapeutischen Konzepten und Zugängen, sondern auch insgesamt die Wahrnehmung und den Umgang mit drogengebrauchenden Menschen.

Beiden Entwicklungen ist gemein, dass sie eine enorme gesellschaftliche und politische Schockwirkung entfalteten. So begleiteten Angst, Panik und Überreaktionen die Zunahme des intravenösen Heroinkonsums in den 1970er Jahren ebenso wie das Aufkommen von HIV / AIDS als einer neuen und tödlich verlaufenden Infektionskrankheit in den 1980er Jahren. Beide Bedrohungsszenarien führten zu einer Form der kollektiven Verunsicherung, die sich als gesellschaftliche Ausnahmezustände beschreiben lassen und in der Folge

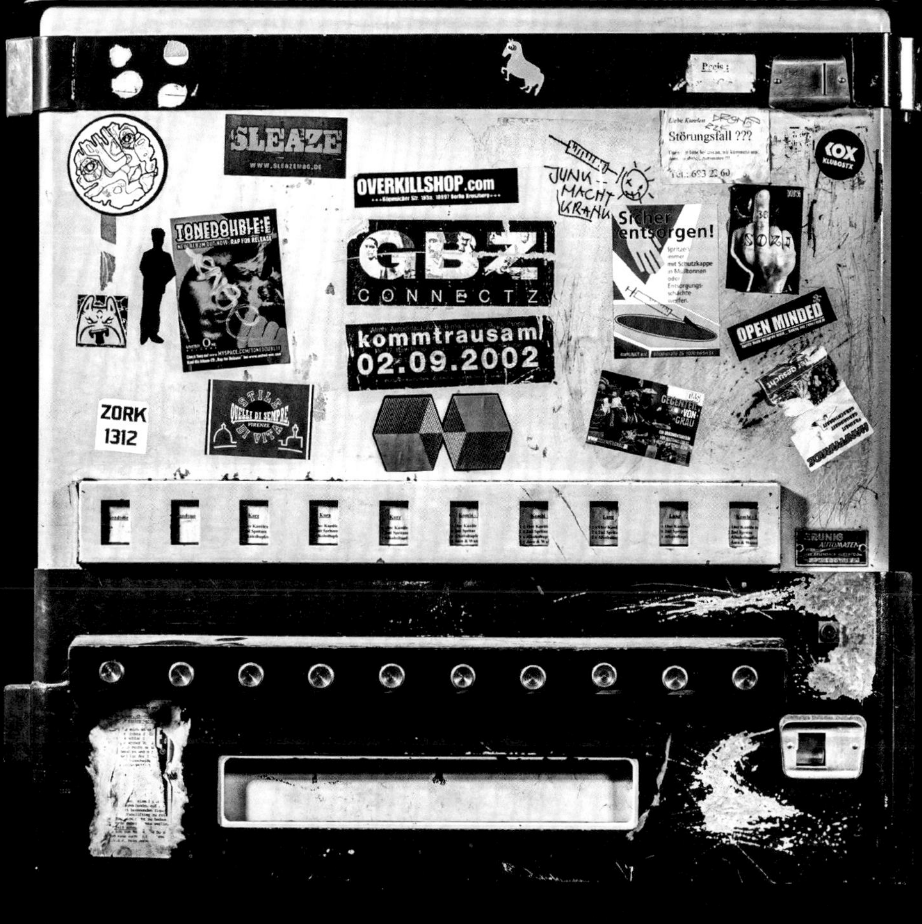

Abb. 1 Spritzenautomat (umgebauter Zigarettenautomat), ca. 1990–2003, Metall, Plastik, 74×92×23 cm, Fixpunkt e. V., FHXB Friedrichshain-Kreuzberg Museum, Berlin (ehemaliger Standort: U-Bahnhof Kottbusser Tor)

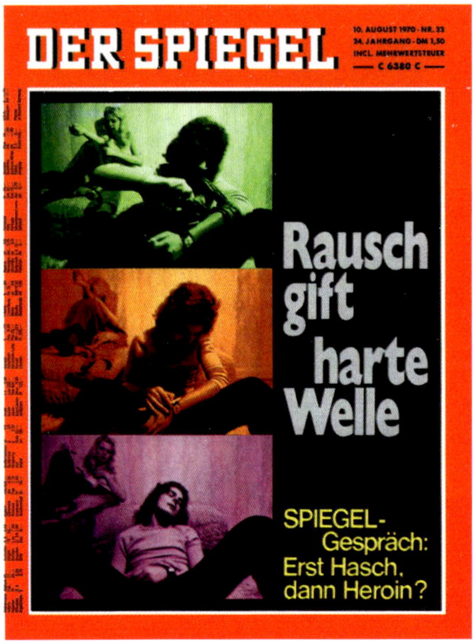

Abb. 2 Der Spiegel, 33/1970 (09.08.1970)

„mit unverhältnismäßigen Vorschlägen zu deren Beherrschung, die nicht selten außerhalb der Rechtsordnung lagen oder zumindest zur Verschärfung von Praktiken des Verwaltens und Regierens beitrugen“, einhergingen.[3] In der bundesrepublikanischen Drogenpolitik führte die institutionelle Überforderung mit dem in Qualität und Quantität neuartigen Phänomen des intravenösen Drogengebrauchs zu einer Dominanz repressiver und prohibitiver Ansätze der Drogenbekämpfung und einem von Medizin und Psychiatrie vertretenen und lange Zeit unumstößlichen Abstinenzparadigma in der therapeutischen Versorgung. Damit verbunden war die Vorstellung, dass nur durch eine vollständige Abkehr von der Droge bzw. den Drogen überhaupt eine Heilung von der Sucht möglich würde, obwohl schnell offenbar wurde, „dass dies im Hinblick auf die Gesamtproblematik der Heroinabhängigkeit kaum Erfolge brachte und – etwa in Hinblick auf die individuelle Bereitschaft, sich in eine Therapie zu begeben – sogar kontraproduktiv wirkte.“[4]

„Heroinwelle“

Aber wie kam es eigentlich zu der sogenannten Heroinwelle? Ende der 1960er und Anfang der 1970er Jahre mehrten sich die Anzeichen, dass sich die konsumierten Drogen, die entsprechenden Konsumformen, aber auch die konsumierenden Milieus zu verändern begannen. „Noch ist es in Westdeutschland weithin der süßliche Duft der in Beatkellern und auf Teenager Partys kreisenden Haschisch Joints, der die Drogenszene prägt – aber sie ist im Begriff sich zu verdüstern“, orakelte *Der Spiegel* im August 1970 – und sollte damit recht behalten.[5]

Denn obwohl Heroin als pharmazeutisches Präparat der Firma Bayer bereits seit dem Ende des 19. Jahrhunderts vermarktet und bekannt wurde – ironischerweise unter anderem als Entzugsmittel für morphin- und opiumabhängige Menschen[6] –, traf diese im Grunde bekannte Substanz nun auf neue, vornehmlich jugendliche und nichtakademische Milieus, in denen der

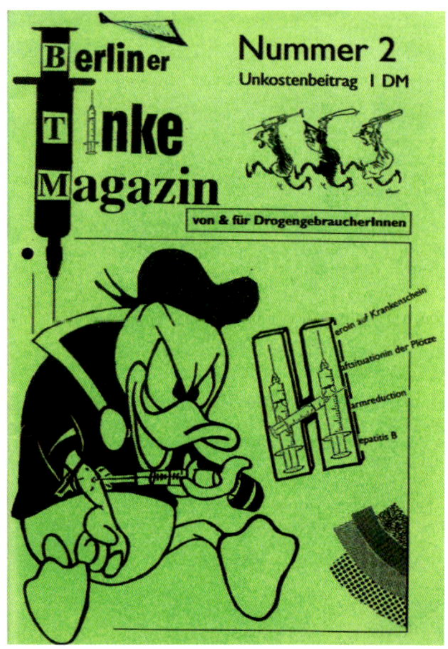

Abb. 3 „Berliner Tinke Magazin“ (Selbsthilfemagazin „von & für Drogengebraucher:Innen“), Nr. 2, 1992, Materialsammlung Fixpunkt e.V.

Drogenkonsum nicht mehr eine rebellische Geste des Aufbrechens rigider gesellschaftlicher Normen darstellte, sondern zum unpolitischen Ausdruck der so genannten „No-Future"-Generation wurde.

Dieser kulturelle Wandel drogenkonsumierender Milieus traf zugleich auf ein wenige Jahre zuvor erlassenes und umfassendes Verbot (von Import und Export, Besitz, Herstellung, Kauf und Verkauf) von Heroin, was in der Folge in einer erheblichen Zunahme der unkontrollierten Produktion und in einen Schwarzmarkt ohne jeglichen „Verbraucherschutz" mündete. So führte der Ersatz eines pharmakologischen Präparats durch eine Substanz gleichen Namens, aber ungewisser Zusammensetzung und Herkunft, zu einem Konsum, der „mit unabsehbaren gesundheitlichen, sozialen, wirtschaftlichen Risiken und rechtlichen Folgen sowie [...] mit dem Phänomen der hoffnungslosen Abhängigkeit verbunden" war, wie der Schweizer Medizinhistoriker Jakob Tanner (*1950) festhielt.[7] Der häufig mit dem Heroinkonsum verbundene soziale Abstieg der Konsumenten ging einher mit einer wachsenden Sichtbarkeit der Drogenszene im öffentlichen Raum, die als Störung der Ordnung wahrgenommen wurde und zu einer sozialen Ächtung der Drogennutzer:innen führte. Sie wurden abschätzig als „Fixer" oder „Junkies" bezeichnet, die durch ihren Drogenmissbrauch „eine besonders gefährliche Form abweichenden Verhaltens" zeigten, wie etwa das Parlamentsprotokoll des Berliner Abgeordnetenhauses 1977 festhielt.[8]

In kaum einer anderen Stadt ließen sich die Folgen des gesteigerten intravenösen Heroinkonsums deutlicher beobachten als in West-Berlin, das zum Ende der 1970er Jahre als „Hauptstadt der Fixer" galt.[9] In den Jahren zwischen 1971 und 1975 hatte sich der Berliner Drogenschwarzmarkt nahezu ausschließlich auf Heroin umgestellt, dominiert von den „Sorten Nr. 4 ‚brown sugar' und Nr. 3 ‚pure white'",[10] insbesondere aber von der „Berliner Tinke", einem in der Drogensubkultur entstandenen Gemisch aus Morphin-Base und Essigsäure, das einige Jahre später dem ersten Selbsthilfemagazin seinen Namen gab, und das als Akronym verwendet zugleich die Kurzbezeichnung des von der Szene und Suchthilfe scharf kritisierten Betäubungs-Mittel-Gesetzes ergab.

Die Drogenberatung im Haus der Mitte (Gropiusstadt) schätzte 1979 die Anzahl der Heroinnutzer:innen in Berlin auf 4.000 bis 5.000. Eine von diesen war die damals noch minderjährige Christiane F. (*1962), die in dem weit über die Bundesrepublik Deutschland hinaus bekannt gewordenen Buch „Wir Kinder vom Bahnhof Zoo" authentisch und schonungslos ihre Erfahrungen als Teil einer beständig wachsenden und von jungen Menschen geprägten Drogenszene schilderte.[11] Die gesellschaftliche Schockwirkung, die von diesem Buch und später auch vom gleichnamigen Film ausgingen, hing auch damit zusammen, dass in der Kontroverse um Buch und Film die dramatische Mangelsituation in der stationären, psychiatrischen oder außerklinischen Versorgung suchtkranker Menschen deutlich zu Tage trat. Bereits 1975 stellte die Psychiatrie-Enquete in einem Bericht zur Suchtkrankenversorgung fest, dass den geschätzten bundesweit 10.000 jugendlichen Suchtkranken und etwa 40.000 Rauschmittel-Dauerkonsumenten gerade einmal 3.000 Betten in Fachkliniken und 3.227 Betten auf Suchtstationen an psychiatrischen Krankenhäusern gegenüber standen, die wegen des häufig schlechten körperlichen Zustands der Patient:innen zudem „hoffnungslos überfordert" seien:[12] zum einen, weil sich internistische Abteilungen zumeist auf die körperliche Entziehung beschränkten, ohne dass ein therapeutischer Einfluss auf die noch bestehende psychische Abhängigkeit genommen wurde, was zu Rückfällen und weiterem (körperlichen und sozialen) Abstieg führte, zum anderen, weil ein gravierender Mangel an Fachambulanzen für Vor- und Nachsorge herrschte, der auch durch die Aktivitäten der zahlreicher werdenden außerklinischen Drogenhilfevereine und Selbsthilfegruppen nicht aufgefangen werden konnte.

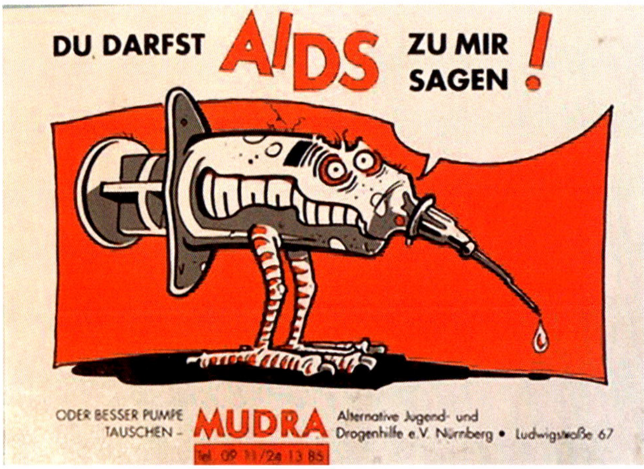

Abb. 4 Aufklärungsflyer der Alternativen Jugend- und Drogenhilfe e. V. Nürnberg, ca. Anfang 1990er Jahre, Materialsammlung Fixpunkt e. V.

Dementsprechend standen dem politisch formulierten Anspruch, Drogenmissbrauch sowie dessen zugrundeliegende Ursachen beseitigen zu wollen, nicht nur ein strukturelles Defizit in der Versorgung, sondern auch verfehlte therapeutische Ansätze, insbesondere das Abstinenzparadigma, gegenüber. Vor dem Hintergrund der Annahme, dass Drogensucht „mit der Ausbreitung einer infektiösen Erkrankung" vergleichbar sei, galt als Voraussetzung für eine erfolgreiche Behandlung der absolute Verzicht auf Heroin und auf andere Suchtmittel, um so nicht nur die körperliche und psychische Genesung, sondern auch die Stabilisierung und Wiederherstellung der sozialen Selbstständigkeit erreichen zu können.[13] Verstärkt wurde die Ausschließlichkeit des Abstinenzansatzes durch die immer wieder aufgeworfene heikle Frage, ob „Fixer" nun eigentlich krank oder kriminell oder beides zugleich seien.[14] Problematisch war das deshalb, weil damit de facto Kriminalität und die Abhängigkeit von illegalen (!) Drogen enggeführt wurden und die heroinabhängigen Menschen grundsätzlich in den Ruch des Gefährlichen und Gefährdenden gestellt wurden. Nicht zuletzt diese den Heroin- und Drogenabhängigen zugeschriebene Gleichzeitigkeit von Krankheit und Kriminalität hatte zur Folge, dass der Umgang mit Heroinkonsument:innen zwischen Strafe und Therapiezwang changierte, weshalb die – an sich bekannten – komplexen bio-psycho-sozialen Ursachen einer manifesten Drogensucht kaum hinreichend therapeutische Berücksichtigung fanden. Damit aber war für eine lange Zeit der Weg für alternative, freiere und individualisierte Therapiekonzepte und Hilfsangebote, sowohl medikamentöse Ersatztherapien, etwa die Substitution mit Methadon, aber auch risikominimierende Praktiken des Konsums selbst, etwa durch spezielle Konsumräume, verstellt.

AIDS

Erst das neue epidemiologische Bedrohungsszenario AIDS, dass seit spätestens Mitte der 1980er Jahre auch die deutsche Gesellschaft in Angst und Schrecken versetzte, ließ bis dahin geltende drogenpolitische und drogentherapeutische Tabus sowie die Abwehrhaltung von großen Teilen der Ärzteschaft, Psychiater und Politiker brüchig werden. Das lag vor allem daran, dass „intravenös injizierende Drogenabhängige („Fixer") [...] in unserem Land heute die am stärksten mit dem AIDS-Virus infizierte Hochrisikogruppe [sind]", wie ein Leitartikel der *Deutschen Medizinischen Wochenschrift* 1987 feststellte.[15]

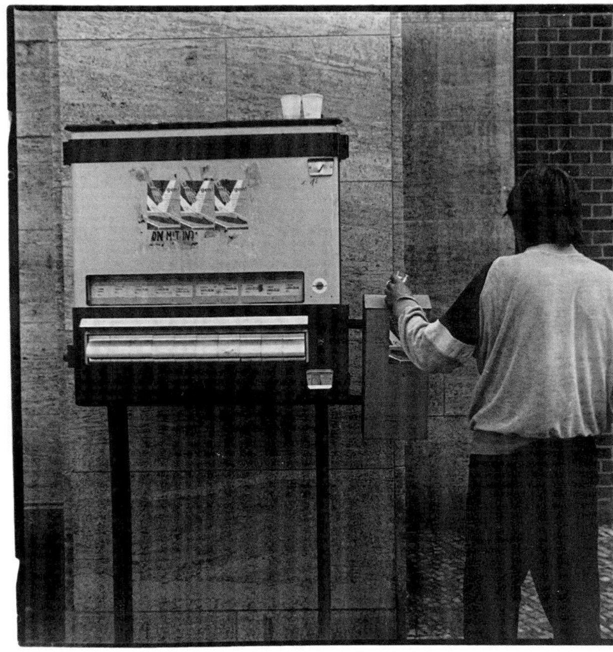

Abb. 5 Florian von Ploetz, Spritzenautomat in Berlin, 1990er Jahre, Fotografie, Materialsammlung Fixpunkt e. V.

Verbunden wurde dieser Befund mit der eindringlichen Mahnung, dass eine „der gefährlichsten Virusschleusen in die heterosexuelle Normalbevölkerung [sic!] hinein weit offen [bleibt]", wenn weiterhin „kein Wert auf ein weitgreifendes Angebotsspektrum" bei der Behandlung Suchtkranker gelegt werden sollte.[16] Damit war nicht nur gemeint, dass beispielsweise „unsterile Spritztechniken, die gemeinsame Benutzung der Spritzen (needle sharing) sowie eine im Allgemeinen desolate physische, psychische und soziale Situation [...] große Teile der intravenös Drogenkonsumierenden zu prädestinierten Opfern des Virus [machten]"[17], sondern dass dadurch infizierte „Junkies" andere Menschen durch ungeschützten Geschlechtsverkehr – etwa im Kontext der sogenannten und weitverbreiteten Beschaffungsprostitution – einem erhöhten Infektionsrisiko aussetzen konnten. So galten Heroinabhängige zwar als besonders gefährdet durch AIDS, vor allem aber galten sie im Sinne der weiteren Ausbreitung des Virus als gefährlich.[18] Paradoxerweise führte genau diese Zuschreibung als „gefährliche Virusschleuse" zu einem allmählichen Umdenken in der deutschen Drogenpolitik und Suchthilfe, die nun weniger auf repressive, sondern vermehrt auf akzeptierende und schadenminimierende Ansätze setzte.

Auch wenn die drogenpolitischen Grabenkämpfe damit keineswegs der Vergangenheit angehörten, setzte AIDS eine „Reformdynamik" in Gang, die letzten Endes eine neue, liberalere Phase in der Drogenpolitik und Drogenhilfe einläutete.[19] Ende der 1980er Jahre hielten allmählich Praktiken wie Harm-Reduction, akzeptierende Drogenarbeit,[20] aufsuchende soziale Arbeit[21] sowie Projekte zur Substitutions- und Erhaltungstherapie als niedrigschwellige Angebote Einzug in die praktische Drogenhilfe. Getragen wurden diese Ansätze vor allem durch neue Akteure, wie beispielsweise die 1983 gegründete Deutsche Aidshilfe oder den 1989 ins Leben gerufenen Berliner Fixpunkt e. V., die mit ihren Angeboten einer vorurteilsfreieren Drogenhilfe und Gesundheitsförderung den Weg bereiteten, was auch die Installation und den Betrieb von sogenannten Spritzenautomaten umfasste.

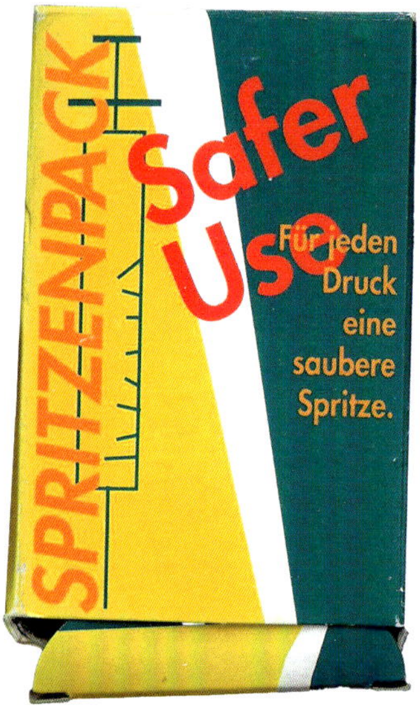

Der Spritzenautomat

Dass die ersten Spritzenautomaten in der Bundesrepublik gegen Ende der 1980er Jahre aufgestellt wurden, war eng mit dem Auftauchen der bislang unbekannten und tödlich verlaufenden Infektionskrankheit AIDS verknüpft, von der intravenös konsumierende Drogengebraucher:innen durch die spezifische Konsumpraktik des sogenannten Spritzentauschs in besonderer Weise bedroht waren. Durch den Bezug sterilen Spritzbestecks und weiterer hygienisch einwandfreier Konsumutensilien konnte nicht nur das persönliche Risiko der Heroinkonsument:innen einer HIV- und / oder anderer drohender Infektionen wie Hepatitis verringert, sondern auch die „gesamte Bevölkerung vor blutübertragenen Infektionen" geschützt werden, wie es in einem Fixpunkt-Flyer zu Präventionsautomaten in Berlin heißt. Der erste Spritzenautomat wurde 1988 allerdings nicht in Berlin, sondern in Ahlen in Nordrein-Westfalen installiert und markierte den Beginn einer weiteren niedrigschwelligen Praxis der Drogenhilfe, die sich gleichermaßen in kleineren Städten wie in den urbanen Zentren durchsetzte und trotz vereinzelter kritischer Stimmen auf eine relativ breite Akzeptanz sowohl in der Politik als auch in der Bevölkerung traf.[22] Im selben Jahr wurden auch in West-Berlin vom gemeinnützigen Fixpunkt e. V. mit Unterstützung der Senatsverwaltung für Gesundheit und Soziales stadtweit Spritzenverkaufsautomaten installiert und betrieben.

Auch wenn die meisten Spritzen bis heute vor allem über Apotheken (80%) sowie Kontaktstellen der Drogenhilfe (15%) verkauft bzw. abgegeben werden und lediglich knapp 5% des Spritzenbedarfs von Drogenkonsument:innen über Automaten gedeckt wird[23], wurde diese niedrigschwellige, lückenfüllende, anonyme und zeitunabhängige Versorgungsstruktur für sterile Spritzen seitdem international als wichtiger Baustein und wirksame Maßnahmen der Infektionsprophylaxe

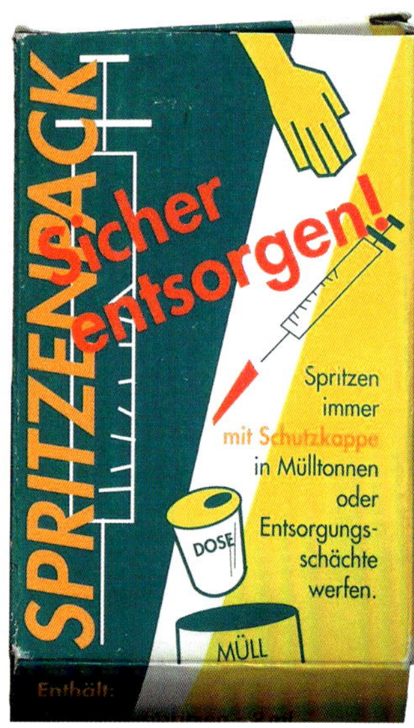

Abb. 6 Spritzenpack (enthält div. Spritzen, Kanülen, Desinfektionsmittel, Vitamin-C Pulver), 1990er Jahre, Materialsammlung Fixpunkt e. V.

anerkannt und empfohlen.[24] Mit dem primären Ziel der Vergabe von sterilen Spritzen und Spritzzubehör über Verkaufsautomaten waren und sind zugleich weitere Teilziele verknüpft. So sollten

1) ein wohnort- bzw. lebensortnaher, anonymer, unkomplizierter Rund-um-die-Uhr-Zugang zu sterilen bzw. hygienischen Konsumutensilien geschaffen werden,
2) ein erster, häufig exklusiver Zugangsweg zu verdeckt lebenden Drogenkonsumierenden eröffnet werden bzw. erhalten bleiben
3) und schließlich über Schachtelaufdrucke und Automaten-Aufkleber Drogenkonsumierenden informative Impulse zum Gesundheitsschutz, weiterführende Informationen sowie Unterstützungsangebote gegeben bzw. im Idealfall diese dazu motiviert werden.[25]

Das angebotene Sortiment orientiert sich dabei an den Bedürfnissen der Szene und umfasst qualitativ hochwertige Spritzen, Kanülen, Alkoholtupfer, Trockentupfer, Gleitmittel, Ascorbinsäure, sterile NaCl-Lösung und Aufkochpfännchen (Cleancup oder Stéricup) sowie sterile Filter. Auch Utensilien für Safer-Sex, insbesondere Kondome, können über die Automaten bezogen werden.

Die regelmäßige Wartung und Bestückung der Automaten wurde in Modellprojekten zumeist durch angelernte oder angeleitete Drogenabhängige selbst ausgeführt, denen damit eine strukturierte, sinnstiftende und bezahlte Beschäftigung geboten werden konnte. Daneben war die Wahl des Standorts ein entscheidender Faktor zur Erreichung der genannten Ziele. Dementsprechend soll ein Spritzenautomat verkehrsgünstig liegen, nicht weiter als 300 Meter von einer U- oder S-Bahnstation entfernt, möglichst an einem Umsteigebahnhof, in dessen Nähe sich bekannte Drogenhandelsorte bzw. Szenetreffpunkte befinden. Um aber auch Drogennutzer:innen, die Abstand von der Drogenszene wünschen, den Bezug von Konsumutensilien zu ermöglichen, gibt es zudem einige Automaten, die außerhalb des Einzugsbereichs der öffentlich sichtbaren Szenen stehen.

Wie Studien zu Nutzen und Wirksamkeit des Spritzenverkaufs über Automaten zeigten, konnte durch die Berücksichtigung dieser Aspekte im Laufe der Jahre sowohl eine hohe Akzeptanz und Nutzungsfrequenz unter denjenigen Menschen, die Drogen intravenös konsumieren, als auch die Akzeptanz solcher Angebote in weiten Teilen der Bevölkerung erreicht werden.[26]

Fazit

Spritzenautomaten ermöglichen nicht nur einen risikominimierenden, weniger gesundheitsgefährdenden Konsum, der zugleich als allgemeine Infektionsprophylaxe verstanden werden muss, sondern sie stellen durch ihre Anonymität, Wertneutralität und nicht zuletzt durch ein günstiges Preis-Leistungs-Verhältnis (ein Päckchen kostet derzeit 1 €) häufig einen ersten Kontakt zum Hilfssystem her, der andernfalls nicht zustande käme. Spritzenautomaten sind daher Teil einer Entwicklung niedrigschwelliger und akzeptierender Ansätze, die drogenkonsumierenden Menschen zu größerer Autonomie verhelfen und gerade darüber Zugänge zu weiteren Hilfsangebote auf freiwilliger Basis schaffen sowie die Bereitschaft zu Prävention und Therapie deutlich erhöhen.

Die Automaten stehen damit exemplarisch für jenen Prozess einer Erosion der Differenz von normal#verrückt, in dessen Verlauf heute gültige Standards der praktischen Drogenhilfe zu einer Normalisierung, insbesondere auf Seiten der Nutzer:innen beigetragen haben. Die dahinter liegende, durch die AIDS-Gesundheitskrise Mitte der 1980er Jahre angestoßene drogenpolitische und drogentherapeutische Reformdynamik führte zugleich zu einer Entpsychiatrisierung und Entkriminalisierung des Umgangs mit Sucht und Suchtkranken. Zwar stellen die psychiatrische und psychosoziale Versorgung nach wie vor wichtige Bausteine in der Drogenhilfe dar, doch haben sich die Verantwortlichkeiten und Deutungshoheiten insofern verschoben, als heute weit weniger als noch in den 1970er und 1980er Jahren die psychische Alterität drogenabhängiger Menschen in den Vordergrund gestellt wird. Sicher: Drogenkonsum und dessen gesundheitliche und gesellschaftliche Folgen stellen auch heute noch eine der größten gesundheitspolitischen Herausforderungen dar. Zugleich aber haben Praktiken der Drogenhilfe wie vorurteilsfreie Beratungsangebote, Streetworking oder Konsumräume und eben auch Spritzenautomaten zu einem drogentherapeutischen Pragmatismus und einer Praxis geführt, die sich nicht mehr, wie noch zu Zeiten von Christiane F., in der Wahl zwischen „Knast oder ‚Bonnies Ranch'" erschöpft.[27] Der Anstoß zur Therapie folgt heute nicht mehr der Prämisse des Zwangs, sondern der Freiwilligkeit, zu der Angebote wie der Spritzenautomat, die in erster Linie die gesundheitliche Gefährdung durch milieu- und umweltbedingte Risikofaktoren des Konsums adressieren, substanziell beitragen.

1 Reichard, Tom: Die Zeit der Zigarette. Rauchen und Temporalität in der ersten Hälfte des 20. Jahrhunderts. In: Geschichte und Gesellschaft, Sonderheft 25 (2015): Obsession der Gegenwart: Zeit im 20. Jahrhundert, 92–122, hier insbesondere S. 103–104.

2 Fixpunkt e. V. (Hrsg.): Präventionsautomaten in Berlin. Flyer, Berlin, Stand Oktober 2023.

3 Beddies, Thomas: Ausnahmezustände. Heroin und AIDS in Berlin (1970–1990). In: Westfälische Forschungen 70 (2020), 163–175.

4 Ebd., S. 168.

5 Vgl. Der Spiegel 33/1970 (10. August 1970), S. 38–53, hier S. 38.

6 de Ridder, Michael: Heroin. Vom Arzneimittel zur Droge. Frankfurt am Main 2000.

7 Tanner, Jakob: Rauschgiftgefahr und Revolutionstrauma. Drogenkonsum und Betäubungsmittelgesetz in der Schweiz der 1920er Jahre. In: Brändli, Sebastian; Gugerli, David; Jaun, Rudolf; Pfister, Ulrich (Hrsgg.): Schweiz im Wandel. Studien zur neueren Gesellschaftsgeschichte, Basel/Frankfurt am Main 1990, 397–416.

8 Abgeordnetenhaus Berlin (AGH), Drucksache 8/215 (Hervorhebung vom Autor – OF).

9 Der Spiegel 1/1978, S. 51–53. Vgl. auch Gerste, Margrit: Berlin – Hauptstadt der Fixer. Sie machen nicht nur sich kaputt. In: Die Zeit 39/1977.

10 Vgl. Drogenberatung im Haus der Mitte e. V.. (Hrsg.): Harte Drogen in Berlin. Broschüre. Berlin 1977, S. 34.

11 Christiane F[elscherinow]: Wir Kinder vom Bahnhof Zoo. Hamburg [10]1979.

12 Bericht über die Lage der Psychiatrie in der Bundesrepublik Deutschland (Psychiatrie-Enquete). Zur psychiatrischen und psychotherapeutischen/psychosomatischen Versorgung der Bevölkerung. Deutscher Bundestag, 7. Wahlperiode, Drucksache 7/4200, Bonn 1975. Zur Einschätzung des Berichts zur Lage der Versorgung von Suchtkranken siehe insbesondere S. 265–279.

13 Ebd. S. 269–270.

14 Kreuzer, Arthur: Ist der Fixer krank oder kriminell? In: Die Zeit 14/1980.

15 Bschor, Friedrich: Zur Revision des Abstinenzparadigmas in der Behandlung Suchtkranker. In: Deutsche Medizinische Wochenschrift 112 (23) (1987), 907.

[16] Ebd.

[17] Schmidt-Semisch, Henning: Von der Abstinenz zur Akzeptanz. Wegmarken der deutschen Drogenpolitik und Suchthilfe. In: Aus Politik und Zeitgeschichte 70 (49–50) (2020), 24–30, hier S. 28.

[18] Beddies (2020) [wie Anm. 3], S. 173.

[19] Rybicki, Sebastian: Eine Seuche regieren. AIDS-Prävention in der Bunderepublik 1981–1995. Bielefeld 2021, S. 235.

[20] Schuller, Klaus; Stöver, Heino: Die Zugänglichkeit zu sterilem Spritzbesteck. Modelle der HIV-Prävention bei i. v. Drogengebrauch im internationalen Vergleich. Gutachten im Auftrag der Deutschen AIDS-Hilfe e. V., Berlin 1989.

[21] Gusy, Burkhard; Krauss, Guenter; Schrott-Ben-Redjeb, Gudrun: Aufsuchende soziale Arbeit. Qualitätsmerkmale von Streetwork und ihrer institutionellen Rahmenbedingungen. Berlin 1990.

[22] Vgl. Hartleb, Dirk: Ahlen schrieb 1988 Geschichte. In: Westfälische Nachrichten (04.07.2014).

[23] Fixpunkt e. V.. (Hrsg.): Evaluation der Spritzenvergabe in Berlin – eine effektive Maßnahme der HIV / Hepatitis-Prävention, unveröffentlicht (2010), S. 16.

[24] WHO Policy Brief: Provision of sterile injection equipment to reduce HIV transmission (2004), https: // iris.who.int / handle / 10665 / 68711 [letzter Abruf: 12.03.2025].

[25] Fixpunkt e. V.. (Hrsg.): Konzeptpapier Projekt „Spritzenverkaufsautomaten“. Berlin 2013, S. 2.

[26] Stark, Klaus; Leicht, Astrid; Müller, Reinhold: Characteristics of users of syringe vending machines in Berlin. In: Sozial- und Präventivmedizin 39 (1994), 209–216

[25] Mit „Bonnies Ranch“ war die Berliner Karl-Bonhoeffer-Nervenklinik gemeint, in der ein Großteil der dort eingewiesenen Heroinabhängigen im Rahmen des Maßregelvollzugs behandelt wurden. Der „totale Horror für jeden Fixer. [...] Lieber vier Jahre Knast als vier Wochen Bonnies Ranch“, so Christiane F., vgl. F[elscherinow] (1979) [wie Anm. 11], S. 279.

Von Afrika nach Belgien: der „Talking Stick“ des Club Antonin Artaud und seine vielfältigen Funktionen

Samuel Dal Zilio

Im Brüsseler Club Antonin Artaud, der in den 1960er Jahren in psychiatrischem Kontext entstand, aber offen für die Stadtgesellschaft war, kam Anfang der 2000er Jahre ein „Sprechstab“ (Abb. 1) zum Einsatz. Dieses Objekt diente nicht nur als therapeutisches Werkzeug, sondern auch als Symbol für soziale Transformation. Durch seine Geschichte, Bedeutung und Verwendung trug es dazu bei, die Grenzen zwischen „Normalität“ und „Wahnsinn“ stets neu zu definieren – wie im Folgenden aufgezeigt werden soll.

Der Talking Stick: Zwischen Tradition und therapeutischer Innovation

1997, während einer Afrikareise, entdeckte ein Brüsseler Psychiater, damaliger Direktor des Club Antonin Artaud in Brüssel, im Niger ein handgeschnitztes Objekt: einen verzierten Stab, der an einem Ende mit einem Kopf versehen ist. In einem von politischen und sozialen Spannungen geprägten Kontext tauschte er dieses rätselhafte Objekt gegen eine Brille ein. Auf den ersten Blick schien es sich um ein typisches lokales Artefakt zu handeln. Der Psychiater wusste jedoch nicht, dass es sich um die touristische Nachbildung eines Tabwa-Objekts handelte, inspiriert von den spirituellen Praktiken eines Volkes aus dem Südosten der Demokratischen Republik Kongo. Ursprünglich sind solche Objekte mit Ritualen für verstorbene Zwillinge verbunden und spielen eine zentrale Rolle in den gemeinschaftlichen und spirituellen Dynamiken der Tabwa.[1]

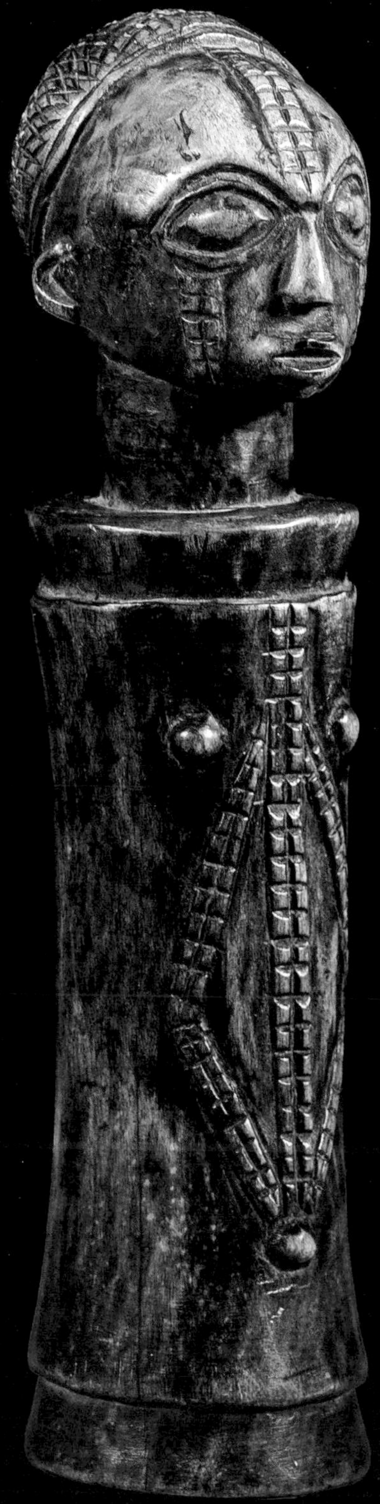

Abb. 1 Talking Stick (Niger), 1990er Jahre, Holz, 20,5×5 cm, Privatsammlung Club Antonin Artaud, Brüssel, Belgien

Ab 2002 leitete dieser Psychiater im Club eine wöchentliche Diskussionsgruppe von etwa zwei Stunden, die hauptsächlich aus Personen mit Psychose-Diagnosen bestand. Die Gespräche kreisten jeweils um ein vorher festgelegtes Thema. Sowohl ernste Themen wie „Einsamkeit", als auch leichtere wie „Haustiere" standen im Fokus. Der Psychiater übernahm die Moderation, während ein Gruppenmitglied jeweils half, das Thema zu kontextualisieren. Die Sitzungen folgten einer ritualisierten Struktur: auf ein kurzes Einstiegsgespräch folgten ein thematisch passendes Lied, eine Gesprächsrunde sowie zum Abschluss eine Geschichte, die die Aufmerksamkeit der Teilnehmer:innen bündeln sollte.

Der Psychiater stellte jedoch fest, dass diese Gruppendynamik leicht gestört werden konnte – etwa durch autoritäres Verhalten seinerseits oder durch Rivalitäten unter den Teilnehmenden. Um eine ruhige, offene Atmosphäre zu bewahren und einen respektvollen Austausch zu fördern, setzte er die Statuette als „Sprechstab" ein. Das Objekt wurde von Hand zu Hand weitergegeben und sollte dazu anregen, nacheinander zu sprechen – in gegenseitigem Respekt und aufmerksamem Zuhören.[2]

Der Club Antonin Artaud: Labor für alternative Heilmethoden

Gegründet im Jahr 1962 von Patient:innen und Pflegekräften des Brüsseler Instituts für Psychiatrie, reagierte der Club auf eine tiefgreifende Krise der institutionellen Psychiatrie, die durch überfüllte Anstalten, mangelnde Versorgung und soziale Ausgrenzung gekennzeichnet war.[3] Wie ein Mitglied in einer Dokumentation von 1964 erklärt, mussten Patient:innen oft auf ihre Familien hoffen, um entlassen zu werden, während die Behandlung sich weitgehend auf die Verabreichung von Medikamenten beschränkte.[4] Aus Sicht der Betroffenen stellte der Club daher eine menschliche Alternative dar – einen Raum für Unterstützung und soziale Wiedereingliederung.

Angeregt von europäischen Reformbewegungen und Auslandsreisen nach Frankreich, Großbritannien und in die Niederlande, entwickelte der Club – so zumindest die Darstellung in seinen Eigenquellen – eine demokratische und inklusive Struktur.[5] Die Gründungsmitglieder orientierten sich an neuen psychiatrischen Ansätzen, die auf Deinstitutionalisierung, Partizipation und soziale Öffnung setzten. In den Tätigkeitsberichten, Dokumentarfilmen und Erfahrungsberichten ehemaliger Mitglieder präsentiert sich der Club nicht nur als Übergangsraum nach einem Krankenhausaufenthalt, sondern als Ort der offenen Begegnung, der allen zugänglich war, die unter sozialer oder emotionaler Isolation litten. So betont etwa der erste Tätigkeitsbericht das zentrale Ziel, Menschen, die „eingeschlossen, inaktiv oder zu Hause isoliert" sind, ein Umfeld zu bieten, das ihnen individuelle Entwicklungsmöglichkeiten eröffnet – insbesondere im sozialen Bereich.[6]

In dieser neuen Struktur sollten die traditionellen Machtverhältnisse der Psychiatrie bewusst hinterfragt und hierarchische Beziehungen abgeschwächt werden. Die ehemaligen Patient:innen des psychiatrischen Krankenhauses wurden zu „Mitgliedern des Club Antonin Artaud" – nicht länger als bloße Objekte medizinischer Fürsorge, sondern als aktive Subjekte, die ihre Lebenswelt mitgestalten und über die Bedingungen ihrer Existenz mitentscheiden konnten. Diese Selbstbeschreibung zieht sich durch zahlreiche interne Dokumente und betont die Autonomie der Mitglieder sowohl in Bezug auf ihre Identität (ob sie als krank galten oder nicht), als auch hinsichtlich der Therapien, die sie annehmen oder ablehnen konnten.

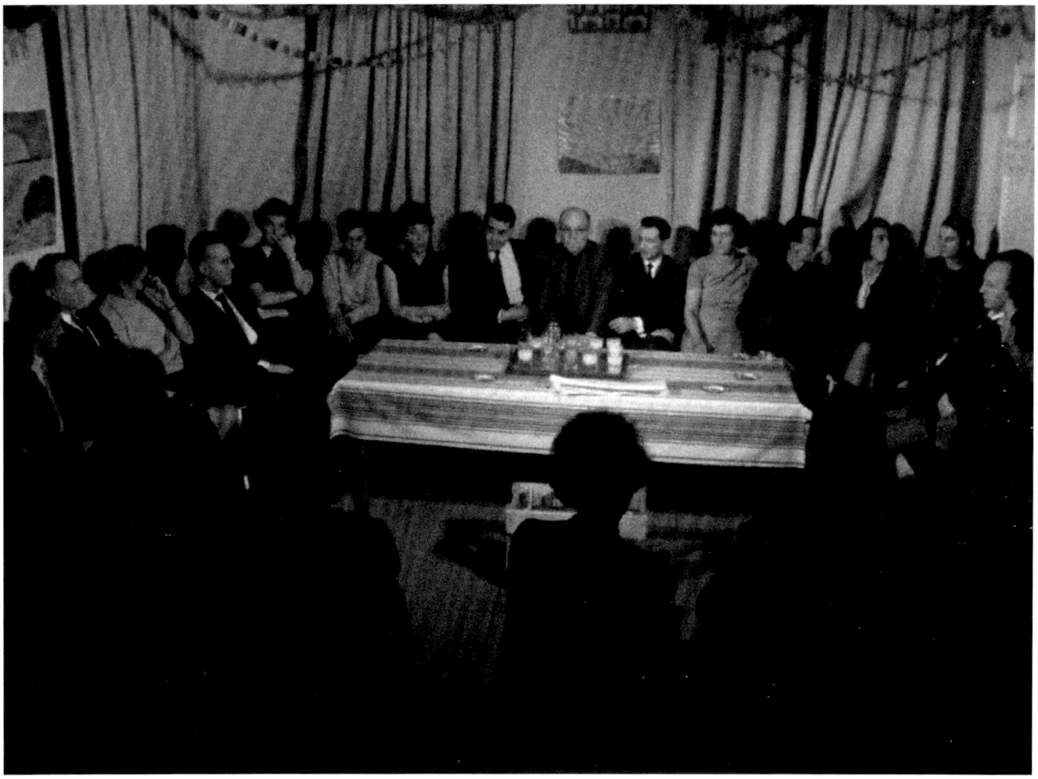

Abb. 2 Gemeinschaftssitzung zwischen Mitgliedern und Therapeut:innen des Club Antonin Artaud in Brüssel, Standbild aus der Fernseh-Dokumentation „Le Point de la Médecine: les maladies mentales", P. Danblon, 1964, Archives Sonuma-RTBF

Auch die Zusammensetzung des Verwaltungsrats sollte den Anspruch auf Mitbestimmung widerspiegeln: Von sieben Mitgliedern waren drei ehemalige Patient:innen. Diese demokratische Dynamik setzte sich laut Archivmaterial auch in den wöchentlichen Gemeinschaftsversammlungen fort, in denen Mitglieder und Therapeut:innen gemeinsam über die Organisation des Clubs berieten. Im genannten Dokumentarfilm von 1964 wird betont, dass sich dabei keine sichtbaren Unterschiede zwischen Behandelnden und Behandelten feststellen ließen: Alle saßen am selben Tisch, teilten ihre Ideen und diskutierten gleichberechtigt über die Zukunft des Clubs (Abb.2).

Im Kontrast zur geschlossenen Anstalt betonte der Club in seinen Eigenberichten den Anspruch auf Offenheit und Vertrauen. Anstelle von Kontrolle und Abhängigkeit sollten – so das Selbstverständnis – Freiheit und Autonomie gestärkt werden. Dies zeigte sich exemplarisch im Umgang mit Schlüsseln: Während Patient:innen in traditionellen psychiatrischen Einrichtungen keinen Zugang zu Schlüsseln hatten, waren im Club im Jahr 1964 laut interner Zählung 39 Schlüssel im Umlauf, von denen die Mehrheit den Mitgliedern anvertraut wurde. Diese symbolische Geste wurde als Ausdruck eines neuen, auf Vertrauen basierenden therapeutischen Modells verstanden.

Diese „Politik des Vertrauens", sollte gewährleisten, dass kein Mitglied im Stich gelassen wurde – so zumindest das Ideal, das in den Clubquellen betont wird. Ein Journalist zeigte sich nach einem Besuch beeindruckt: „Der Patient kann sicher sein, einen Kameraden, einen Freund, medizinische oder therapeutische Hilfe zu finden."[7] Der Club blieb tagsüber geöffnet, doch auch außerhalb der offiziellen Zeiten konnten sich Mitglieder treffen, austauschen, kreativ sein und eine Gemeinschaft bilden – ein Anspruch auf Kameradschaft, der in den internen Darstellungen des Clubs eine zentrale Rolle spielt.

Laut dieser Selbstbeschreibung basierte der Club auf einem Geist der Solidarität: Psychisch stabilere Mitglieder unterstützten jene, die sich noch im Genesungsprozess befanden. In der Filmdokumentation von 1964 wird der Club als eine „freiwillig eingegangene menschliche Brüderlichkeit" bezeichnet. Diese Vorstellung eines sozialen und solidarischen Raums wurde durch zahlreiche kulturelle Aktivitäten – Musik, Literatur, Theater, Bildende Kunst – gestärkt, die Einsamkeit durchbrechen und neue Lebensfreude vermitteln sollten. In dieser „kollektiven Energie", wie sie in den Quellen hervorgehoben wird, renovierten die Mitglieder sogar eigenhändig die baufälligen Räume, die ihnen von der Brüsseler Commission d'Assistance Publique (Kommission für öffentliche Unterstützung) zur Verfügung gestellt worden waren.

Auch die (Lokal-)Presse nahm von diesen sozialpsychiatrischen, kulturellen und sozialen Neuerungen Kenntnis. Den Aussagen von Mitgliedern und Berichten zufolge ermöglichte der Club vielen, eine erneute Hospitalisierung zu vermeiden, Arbeit zu finden oder ihr emotionales und soziales Gleichgewicht wiederzuerlangen. In dieser Perspektive war der Club weit mehr als ein Übergangsraum: ein Ort sozialer Innovation, eine mögliche Alternative zur klassischen Psychiatrie, ein Ankerpunkt für all jene, die im Leben wieder Fuß fassen wollten.

„Meine Genesung verdanke ich dem Club", erklärt ein Mitglied in der Film-Dokumentation von 1964. „Jetzt arbeite ich regelmäßig, ich bin nicht mehr krank, und der Club gibt mir Ablenkung. Früher wäre ich nicht mehr rausgegangen – aber jetzt komme ich hierher, bastle, arbeite ...".

Wie der Psychiater Jacques Bradfer, einer der Gründer, in einem Bericht betonte, könne der Club als Modell für andere Strukturen dienen – etwa geschützte Werkstätten, Wohngruppen oder Tageszentren. Auch diese Aussage spiegelt den Selbstanspruch wider, über die engen Grenzen der psychiatrischen Institution hinaus zu wirken.

Die Ausdrucksformen vervielfältigen

In einem Artikel, der die historischen Beziehungen zwischen Kunst und Therapie im Club Antonin Artaud nachzeichnet, erinnern heutige Therapeutinnen und Therapeuten daran, dass unter den Gründungsmitgliedern insbesondere Künstlerinnen und Künstler waren, die von Anfang an Kreativität und freie Ausdrucksformen in den Mittelpunkt stellten.[8] Diese Darstellung zieht sich durch zahlreiche Quellen des Clubs, in denen der künstlerische Ausdruck nicht nur als Mittel der Kommunikation, sondern als therapeutisches Prinzip verstanden wird.

Die Wahl des Namens Antonin Artaud verweist bereits auf diese Orientierung: Der französische Dichter und Dramatiker, der selbst psychiatrie-erfahren war und in den 1940er Jahren in einer Anstalt verstarb, steht symbolisch für die Bedeutung von Kunst – insbesondere des Theaters – im Club. Die Theaterarbeit war laut Archivmaterial die erste strukturierte Aktivität nach der Gründung. Sie sollte dazu beitragen, „eine Gemeinschaft [...] zu formen, Bindungen zu stärken und individuelle Anstrengungen in eine intensiv gelebte kollektive Aktion zu überführen".[9] Damit verband sich der Anspruch, sowohl das Selbstvertrauen der Mitglieder zu stärken, als auch eine Verarbeitung der eigenen psychiatrischen Erfahrungen zu ermöglichen.

Neben Theater entwickelten sich rasch weitere Aktivitäten: Malen, Zeichnen, Musik und Modellieren. In einem Pressebericht aus dem Jahr 1964 werden diese Ausdrucksformen als „besonders wertvoll und wirkungsvoll" bezeichnet. Sie galten aus Sicht der Beteiligten als Wege, sprachliche Grenzen zu überwinden und Emotionen sichtbar zu machen, für die es keine Worte gab. Doch auch die gesprochene Sprache kam dabei nicht zu kurz: Die Gesprächsgruppen, die mehrmals pro Woche stattfanden, boten Raum für Austausch, Reflexion und kollektive Entscheidungsfindung. Die thematische Spannbreite reichte von Alltagsfragen bis hin zu offenen Gesprächsrunden ohne festgelegte Agenda, in denen – so der Anspruch – die Persönlichkeit durch Sprache gestärkt werden sollte.[10]

In einem Vortrag aus dem Jahr 1965 erklärte Jacques Bradfer: „Diese Aktivitäten führen zu kollektiven oder individuellen Prozessen der Selbsterfahrung und zu kreativen Entwicklungen. Die verwendeten Ausdrucksmittel ermöglichen unterschiedliche Herangehensweisen. Gesten, Klänge, Formen und Worte helfen, die eigene Realität bewusster zu erleben, sich selbst und seine Grenzen besser kennenzulernen und so allmählich ein persönliches Gleichgewicht zu finden."[11] Dieser programmatische Zugang, wie ihn Bradfer formulierte, positionierte den Club an der Schnittstelle zwischen Kultur und Psychiatrie – mit dem Ziel, durch Kunst die Therapie neu zu denken. Der Soziologe Jean De Munck betonte in einem Vortrag zum vierzigjährigen Bestehen des Clubs die Bedeutung dieses künstlerischen Ansatzes für eine emanzipatorische Praxis im Bereich der psychosozialen Versorgung.[12]

Bleibt das Wort weiterhin frei?

Im Jahr 1975 sah sich der Club Antonin Artaud mit einer zunehmenden Institutionalisierung konfrontiert. Diese Entwicklung wird in den internen Quellen als Wendepunkt beschrieben, begleitet von Spannungen und bedeutsamen Austritten. Der Ursprung dieser Krise lässt sich bis ins Jahr 1973 zurückverfolgen, als sich laut damaligen Clubberichten und Mitgliederaussagen eine Kluft zwischen dem ursprünglichen Selbstverständnis des Clubs und einer neuen, stärker therapeutisch ausgerichteten Struktur abzeichnete. Während die ersten Aktivitäten auf Solidarität und kulturelle Partizipation abzielten, begannen offizielle Berichte nun, stärker die therapeutischen Aspekte und eine strukturierte Leitung zu betonen.

Einige Mitglieder betrachteten diese Verschiebung als Abkehr vom ursprünglichen Ideal: Der Club sollte ein Ort der Emanzipation und Brüderlichkeit sein, kein institutionelles Interventionsmodell. Der Konflikt spiegelte zwei unterschiedliche Vorstellungen wider: Auf der einen Seite wünschte man sich einen Club, der auf Kultur und freie Entfaltung setzte, auf der anderen Seite eine Tagesstruktur mit medizinischer Orientierung. Der schrittweise Verlust von Begriffen wie „Solidarität" oder „Brüderlichkeit" in den offiziellen Berichten verdeutlichte diese Neuausrichtung – zumindest aus der Perspektive der Kritiker:innen innerhalb des Clubs.[13]

In Reaktion auf diese Spannungen entstand im selben Jahr die Zeitung *La Parole Libre* („Das freie Wort“) (Abb. 3). Bereits der Titel betont das zentrale Anliegen ihrer Autor:innen: das Recht auf freie Meinungsäußerung zu verteidigen – und zugleich die Hindernisse zu benennen, die diesem Anspruch im Weg standen. Die Sprache wurde hier als Instrument, aber auch als umkämpftes Medium verstanden. Im Editorial der dritten Ausgabe der Zeitschrift, die 1975 erschien, treten drei Themen hervor, die den Spannungsraum zwischen Ausdruck, Kontrolle und Anerkennung aus Sicht der Mitglieder reflektieren.

Erstens betonten die Autor:innen ihre Freiheit gegenüber sozialen und sprachlichen Normen. Sie entschieden sich bewusst, Rechtschreib- und Grammatikfehler nicht zu korrigieren – nicht aus Nachlässigkeit, sondern als Ausdruck einer authentischen, oft marginalisierten Stimme. Diese vermeintlichen „Fehler“ widersetzten sich den Anforderungen standardisierter Sprache. „Mögen es die Puristen ebenso wenig schätzen wie die Anhänger eines gewissen – reformierten oder nicht reformierten – Schulunterrichts“,[14] heißt es provokant in einem Beitrag.

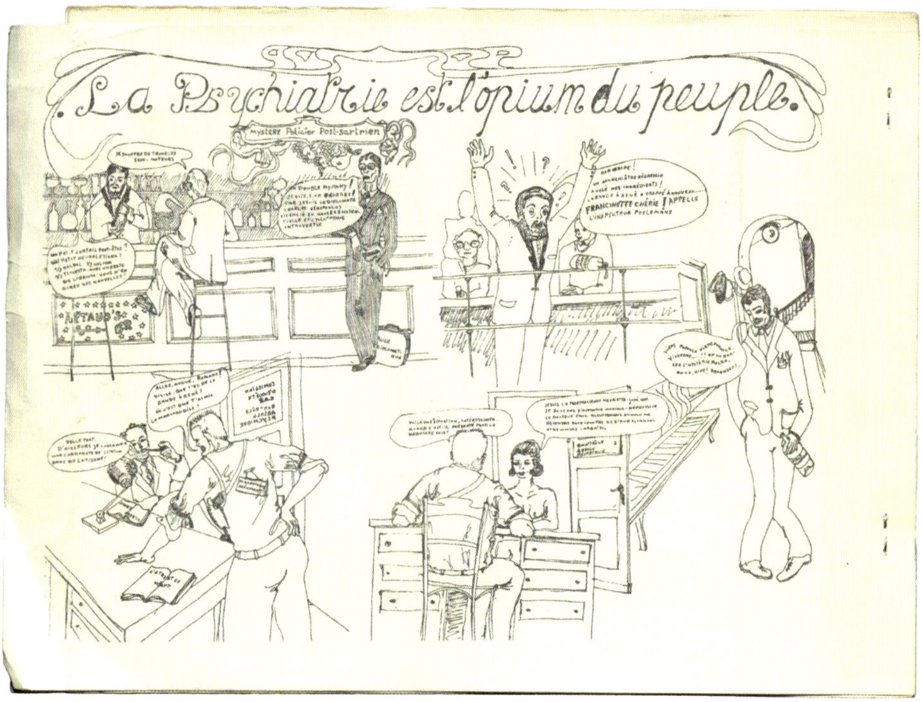

Abb. 3 Romain Schneidt (?), „La psychiatrie est l’opium du peuple“. In: La Parole libre, Groupe du journal Antonin Artaud, Nr. 3, 1975, Umschlagrückseite, Archiv der Königlichen Bibliothek Belgiens (KBR), Magasin – Bibliographie de Belgique – BB BD 29.275

Zweitens macht der Text deutlich, dass der Club zwar ein Ort der Befreiung sein wollte, zugleich aber – bewusst oder unbewusst – auch Mechanismen der Normalisierung reproduzieren konnte. Die Autor:innen betonen, dass selbst ein Raum, der sich als alternativ versteht, soziale Erwartungen transportiert und damit neue Formen subtiler Kontrolle hervorrufen kann. Dieser kritische Impuls richtet sich auf die Kluft zwischen Anspruch und institutioneller Realität.

Drittens forderten die Mitglieder – in sehr deutlichen Worten – ihr Recht auf Sprache und Sichtbarkeit ein. Sie lehnten es ab, als bloße „Fälle“ für medizinische Studien oder als Kuriositäten der Sozialpsychiatrie wahrgenommen zu werden. In einer Zeit, in der „Wahnsinn zur Modeerscheinung geworden ist“,[15] wollten sie sich nicht auf zugeschriebene Rollen reduzieren lassen. Sie verlangten das Recht, sich selbst auszudrücken – ohne Vermittler:innen. Doch sie stellten die Frage: Was nützt das Sprechen, wenn niemand zuhört? Sprache braucht Resonanz, um Wirkung entfalten zu können. Die comicstrip-artige Zeichnung, die das Heft abschließt, vermittelt die beschrieben Anliegen der Mitglieder auch visuell für ein breites Publikum. Angelehnt an Karl Marx' berühmte Aussage zur Religion wird hier der Psychiatrie als "Opium der Völker" eine allgemeine Absage erteilt.

Überleben des Clubs und Überleben des freien Wortes

Schon in seinen ersten Jahren stand der Club vor einer zentralen Herausforderung: seine langfristige Existenz zu sichern. Die frühen Quellen zeigen, dass private Spenden und projektbezogene Unterstützungen zwar wertvoll waren, aber keine strukturelle Stabilität garantieren konnten. Erst mit der offiziellen Anerkennung durch die Behörden im Jahr 1965 erhielt der Club Zugang zu regelmäßigen Subventionen – eine entscheidende Veränderung, die ihm ermöglichte, seine Aktivitäten zu konsolidieren und weiterzuentwickeln.

Doch mit dieser finanziellen Stabilisierung gingen neue Erwartungen einher. Wie interne und externe Berichte zeigen, wurden zunehmend präzise, messbare therapeutische Ziele eingefordert und die Verwendung öffentlicher Mittel streng kontrolliert. Diese Entwicklungen – die sich bereits Mitte der 1970er Jahre abzeichneten – führten nach und nach zu einer stärkeren Institutionalisierung und Medikalisierung des Clubs. In internen Reflexionen und Erfahrungsberichten ist von einer allmählichen Distanzierung zwischen Therapeut:innen und Mitgliedern die Rede. Der idealistische Impuls der Anfangsjahre verblasste – oder wurde zumindest schwächer.

Ein Praktikumsbericht aus den frühen 2000er Jahren verweist auf diese Veränderung. Darin heißt es, dass „die Motivation der Patienten“ – bemerkenswert ist hier die Wortwahl – „nicht mehr dieselbe ist wie zu Beginn“. Schon der Begriff lässt auf einen Wandel im Selbstverständnis schließen: Aus „Mitgliedern“ waren wieder „Patienten“ geworden.[16] In diesem erstarrten institutionellen Kontext, so die Erzählung eines langjährigen Psychiaters, wurde der sogenannte Sprechstab (Talking Stick oder Batôn de parole) aus Nigeria in den Club eingebracht – ein Versuch, an die frühen Ideale anzuknüpfen und den oft marginalisierten Stimmen erneut Raum zu geben.

Während sich dieser Psychiater beim Leiten der Gruppen wohlfühlte, empfand sein Kollege – ein junger Psychologe – die Aufgabe gelegentlich als herausfordernd. Als der Psychiater im Jahr 2015 nach 21 Jahren Dienst dann den Club verließ, übergab er dem Kollegen symbolisch den Talking Stick. Diese Geste – laut seiner Aussage ein Ausdruck der zentralen Werte des Clubs: Toleranz, Offenheit, Respekt vor Differenz – sollte an die Geschichte und den ursprünglichen Geist der Einrichtung erinnern. Der Psychologe machte jedoch nicht mehr vom Talking Stick in seiner therapeutischen Funktion Gebrauch.

Heute liegt der Talking Stick im Büro der Clubleitung – ungenutzt. In den aktuellen Quellen findet sich kaum noch ein Hinweis auf seine Bedeutung oder seinen Gebrauch. Bleibt er dennoch ein Träger von Erinnerung? Oder wird er, seiner performativen Kraft beraubt, zu einem dekorativen Objekt, das nur noch von einer vergangenen Epoche erzählt? Die Frage bleibt offen – ebenso wie jene, ob er eines Tages in die Hände der Mitglieder zurückkehren wird, um ihnen erneut das Wort zu überlassen.
So ist der Sprechstab heute nicht mehr ausschließlich ein Werkzeug oder Symbol kollektiver Kommunikation, sondern steht auch für die Geschichte eines Ortes, an dem Sprache, Kunst und Psychiatrie auf radikale Weise neu gedacht wurden.

[1] Maurer, Evan M.; Roberts, Allen F.: Tabwa: the rising of a new moon, a century of Tabwa art. Ann Arbor 1985.

[2] Dieser Bericht basiert auf einem Telefongespräch zwischen dem Autor und dem Brüsseler Psychiater am 5.12.2022.

[3] Majerus, Benoît: Parmi les fous: Une histoire sociale de la psychiatrie au 20e siècle. Rennes 2013.

[4] Danblon, Paul: Les maladies mentales, Fernsehdokumentation (Sammlung Le point de la médecine), produziert von Radio-Télévision Belge (RTB), ausgestrahlt 1964, Archiv der SONUMA.

[5] Majerus, Benoît: Mapping antipsychiatry: Elemente für die Geschichte einer transnationalen Bewegung. Themenportal Europäische Geschichte (2010): www.europa.clio-online.de / essay / id / fdae-1520 [letzter Abruf: 31.3.2025].

[6] Club Antonin Artaud, Rapport d'activités du 10 janvier 1962 au 30 juin 1963 (Tätigkeitsbericht vom 10. Januar 1962 bis zum 30. Juni 1963), Archiv des Museums für Literatur Brüssel / Belgien, ML8510 / 1 / 389.

[7] La Lanterne: Un nouvel espoir est né pour les malades mentaux qui peut leur éviter la double angoisse de l'hospitalisation ou de la réadaptation, 29. und 30. August 1964; Bradfer, Jacques: Le Club Antonin Artaud. In: Mosaique. Revue d'information socio-psychiatrique de la Fondation Nationale Reine Fabiola 1 (1966), 41–44.

[8] Francart, Benjamin; Rolland, Frédéric; Crochet, Pascal; Saintraint, Béatrice: Institution à l'œuvre : quand les thérapeutes regardent par la fenêtre des artistes. In : Revue des hôpitaux de jour psychiatriques et des thérapies institutionnelles X (2018), 65–68.

[9] Le Club Antonin Artaud, Archiv des Museums für Literatur Brüssel / Belgien, ML8510bis.

[10] Colinet, Claire: Etude au sein du Club Antonin (1964), Praktikumsbericht im Sozialwesen, Katholische Schule für Sozialarbeit Brüssel / Belgien, Archiv des Zentrums für Animation und Forschung zur Arbeiter- und Volksgeschichte (CARHOP), ISFC1212.

[11] Discours donné par monsieur le docteur Bradfer lors de l'assemblée générale, Archiv des Museums für Literatur Brüssel / Belgien, ML8510 / 1 / 235.

[12] De Munck, Jean: La folie, l'art, l'institution. Le Club Antonin Artaud a quarante ans. In: Club Antonin Artaud (Hrsg.): Les murs de l'asile, les murs de la pensée. Brüssel 2003, 1–20.

[13] Le Club Antonin Artaud (1982), Archiv der Königlichen Bibliothek von Belgien (KBR), 18006.

[14] La parole libre, Groupe du journal Antonin Artaud, 1975–1977, Nr. 3, 1975, Archiv der Königlichen Bibliothek Belgiens (KBR).

[15] Ebd.

[16] Smolders, Isabelle: La réadaptation psychosociale au Club Antonin Artaud (2005), Praktikum im Sozialwesen, Freie Hochschule Brüssel – Ilya Prigogine, Archiv des Fil d'Ariane Brüssel / Belgien, M-SMOL.

Wie soll Psychiatrie beim Kultur-vergleich vorgehen? – Ein kurzer Briefkontakt offenbart grundlegende Differenzen

Cornelius Borck & Lisa Schmidt-Herzog

Wie es 1971 zu einer kurzen Briefbegegnung zwischen dem Heidelberger Psychiatrie-Professor Hubertus Tellenbach und dem Züricher Psychoanalytiker Paul Parin kam – und was dies über die Rolle von Philosophie und Politik in Psychiatrie und Ethnologie aussagt

Nach dem Zweiten Weltkrieg setzte auch in der Psychiatrie eine neue Welle der Internationalisierung, des internationalen Austauschs und der international vergleichenden Forschung ein. Als 1948 die Weltgesundheitsorganisation gegründet wurde, bestimmte sie Mental Health als eines ihrer wichtigsten Handlungsfelder und organisierte noch im selben Jahr dazu einen Kongress in London. Ab 1950 veranstaltete auch der Psychiatrie-Weltverband regelmäßig internationale Kongresse, der erste fand in Paris statt. Fortan interessierte sich nicht mehr nur die Anthropologie für ethnographische Forschungen, sondern parallel zur beginnenden Dekolonisierung schienen auch Medizin, Human- und Sozialwissenschaften sich unter dem Banner des globalen Kulturvergleichs in einem gemeinsamen Feld verorten zu lassen. Doch ihre mitunter sehr verschiedenen Forschungsperspektiven und wissenschaftlichen Weltanschauungen trennten diese Strömungen rasch auch wieder voneinander, gerade im Hinblick auf die Frage, worum es sich bei „Kultur" überhaupt handelt und wie sie sich auf psychisches Erleben bzw. die Ausprägung psychiatrischer Krankheiten auswirkt. Vorderhand beschäftigten sich dabei sowohl die Ethnopsychoanalyse als auch die kulturvergleichende Psychiatrie mit dieser Frage. Aber gerade die vermeintliche Gemeinsamkeit der Interessen konnte umso deutlicher die fundamentale Verschiedenheit des jeweils dahinterliegenden Denkens hervortreten lassen. Das demonstriert die kurze Briefbegegnung zwischen zwei Koryphäen auf ihrem je eigenen Feld.

Im Mai 1971 kontaktierte der politisch eher konservative Hubertus Tellenbach (1914–1994), ein für seine kulturphilosophisch tiefschürfende Forschungsrichtung berühmter Professor für Psychiatrie in Heidelberg, den linksprogressiven Schweizer Psychoanalytiker Paul Parin (1916–2009),

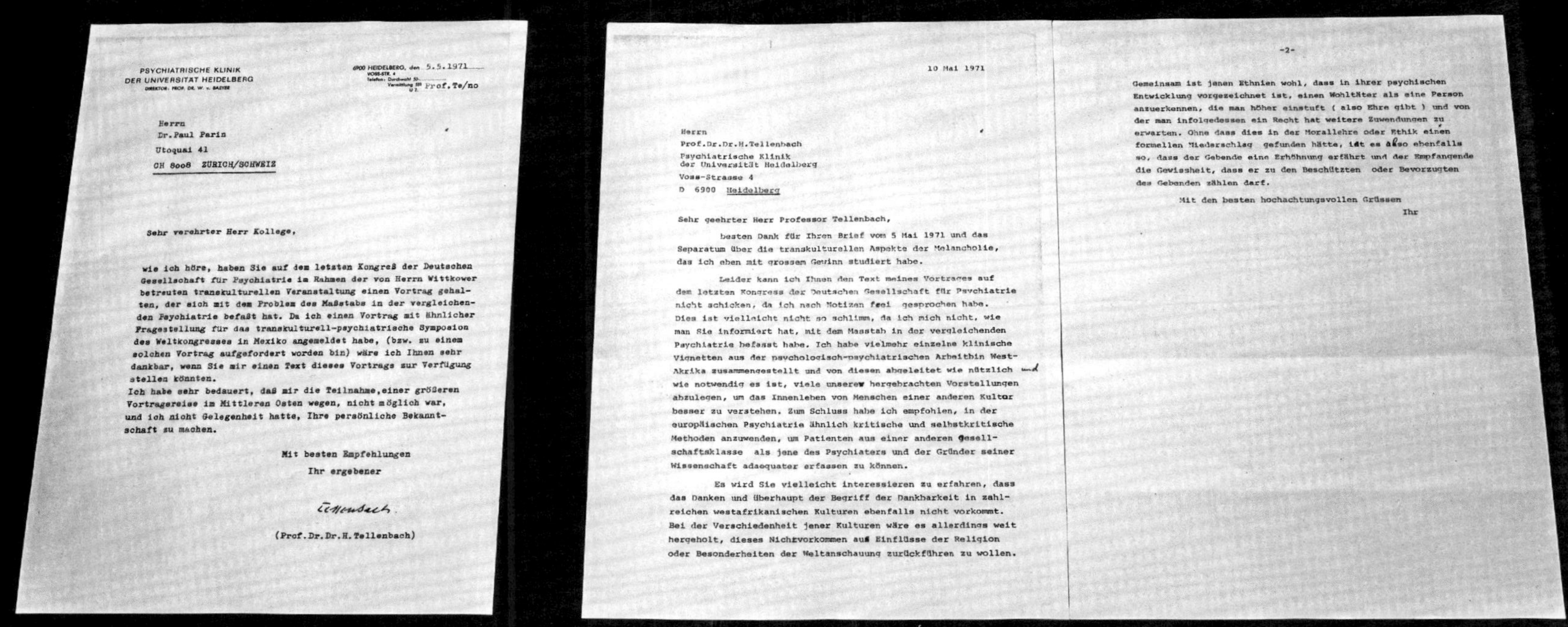

PSYCHIATRISCHE KLINIK
DER UNIVERSITÄT HEIDELBERG

6900 HEIDELBERG, den 5.5.1971
VOSS-STR. 4
Prof.Te/no

Herrn
Dr.Paul Parin
Utoquai 41
CH 8008 ZÜRICH/SCHWEIZ

Sehr verehrter Herr Kollege,

wie ich höre, haben Sie auf dem letzten Kongreß der Deutschen Gesellschaft für Psychiatrie im Rahmen der von Herrn Wittkower betreuten transkulturellen Veranstaltung einen Vortrag gehalten, der sich mit dem Problem des Maßstabs in der vergleichenden Psychiatrie befaßt hat. Da ich einen Vortrag mit ähnlicher Fragestellung für das transkulturell-psychiatrische Symposion des Weltkongresses in Mexiko angemeldet habe, (bzw. zu einem solchen Vortrag aufgefordert worden bin) wäre ich Ihnen sehr dankbar, wenn Sie mir einen Text dieses Vortrags zur Verfügung stellen könnten.
Ich habe sehr bedauert, daß mir die Teilnahme,einer größeren Vortragsreise im Mittleren Osten wegen, nicht möglich war, und ich nicht Gelegenheit hatte, Ihre persönliche Bekanntschaft zu machen.

Mit besten Empfehlungen
Ihr ergebener

Tellenbach

(Prof.Dr.Dr.H.Tellenbach)

10 Mai 1971

Herrn
Prof.Dr.Dr.H.Tellenbach
Psychiatrische Klinik
der Universität Heidelberg
Voss-Strasse 4
D 6900 Heidelberg

Sehr geehrter Herr Professor Tellenbach,

besten Dank für Ihren Brief vom 5 Mai 1971 und das Separatum über die transkulturellen Aspekte der Melancholie, das ich eben mit grossem Gewinn studiert habe.

Leider kann ich Ihnen den Text meines Vortrages auf dem letzten Kongress der Deutschen Gesellschaft für Psychiatrie nicht schicken, da ich nach Notizen frei gesprochen habe. Dies ist vielleicht nicht so schlimm, da ich mich nicht, wie man Sie informiert hat, mit dem Masstab in der vergleichenden Psychiatrie befasst habe. Ich habe vielmehr einzelne klinische Vignetten aus der psychologisch-psychiatrischen Arbeit in West-Akrika zusammengestellt und von diesen abgeleitet wie nützlich und wie notwendig es ist, viele unserer hergebrachten Vorstellungen abzulegen, um das Innenleben von Menschen einer anderen Kultur besser zu verstehen. Zum Schluss habe ich empfohlen, in der europäischen Psychiatrie ähnlich kritische und selbstkritische Methoden anzuwenden, um Patienten aus einer anderen Gesellschaftsklasse als jene des Psychiaters und der Gründer seiner Wissenschaft adaequater erfassen zu können.

Es wird Sie vielleicht interessieren zu erfahren, dass das Danken und überhaupt der Begriff der Dankbarkeit in zahlreichen westafrikanischen Kulturen ebenfalls nicht vorkommt. Bei der Verschiedenheit jener Kulturen wäre es allerdings weit hergeholt, dieses Nichtvorkommen auf Einflüsse der Religion oder Besonderheiten der Weltanschauung zurückführen zu wollen.

-2-

Gemeinsam ist jenen Ethnien wohl, dass in ihrer psychischen Entwicklung vorgezeichnet ist, einen Wohltäter als eine Person anzuerkennen, die man höher einstuft (also Ehre gibt) und von der man infolgedessen ein Recht hat weitere Zuwendungen zu erwarten. Ohne dass dies in der Morallehre oder Ethik einen formellen Niederschlag gefunden hätte, ist es also ebenfalls so, dass der Gebende eine Erhöhung erfährt und der Empfangende die Gewissheit, dass er zu den Beschützten oder Bevorzugten des Gebenden zählen darf.

Mit den besten hochachtungsvollen Grüssen
Ihr

Abb. 1 Briefwechsel Hubertus Tellenbach – Paul Parin, 1971, Nachlass von Paul Parin, Studio und Archiv Paul Parin & Goldy Parin-Matthèy, Wien

der gemeinsam mit seinen Praxispartner:innen Fritz Morgenthaler und Goldy Parin-Matthèy umfangreiche Feldforschungen in Westafrika unternommen hatte. Im Hintergrund des Briefwechsels von Tellenbach mit Parin stand ihre gemeinsame, aber eben nur scheinbar geteilte Beschäftigung mit Transkultureller Psychiatrie, also mit dem Kulturvergleich bei psychiatrischen Krankheiten, und damit die Frage, wie sich kulturelle Faktoren auf die Psyche des Menschen auswirken. Der konkrete Anlass für Tellenbachs briefliche Kontaktaufnahme zu Parin war, dass er die Einladung erhalten hatte, zum Jahresende 1971 beim 5. Weltkongress für Psychiatrie in Mexiko in einem Symposium für Transkulturelle Psychiatrie vorzutragen. Parin hingegen hatte nur wenige Monate vor seinem Schreiben, im Oktober 1970, bei der Jahrestagung der Deutschen Gesellschaft für Psychiatrie und Nervenheilkunde in Bad Nauheim gesprochen, als die deutsche Gesellschaft erstmals das Thema Transkulturelle Psychiatrie behandelt hatte.

Eigentlich war es eher unüblich, dass Psychoanalytiker:innen bei den Tagungen für Psychiatrie und Nervenheilkunde sprachen, aber die Bad Nauheimer Tagung war auch keine gewöhnliche Jahrestagung gewesen, sondern eine Standortbestimmung nach der Einführung der Psychopharmaka, an der Schwelle einer Öffnung in Richtung Sozialpsychiatrie und exakt zeitgleich mit dem Überschwappen der Antipsychiatrie nach Deutschland durch die Gründung des Sozialistischen Patientenkollektivs in Heidelberg im Frühjahr 1970. Die Bad Nauheimer Tagung war ausgesprochen international besetzt; zur Eröffnung sprach der Präsident des Weltverbands, und für alle Leitthemen der Tagung – Transkulturelle Psychiatrie, Sozialpsychiatrie, Forensik, Sucht und Pharmakotherapie – hatte man Expert:innen aus dem Ausland gewonnen. Für die Transkulturelle Psychiatrie zählte Parin zu den wichtigsten Stimmen in Europa, seit die Parins ihre ethnopsychoanalytischen Forschungen an den Dogon in Afrika 1963 unter dem provokanten Titel *Die Weißen denken zu viel* publiziert hatten, jetzt sollte er „Zur Kritik kulturgebundener Vorurteile im psychiatrischen Denken“ referieren.[1] Neben Parin aus Zürich sprachen in der Sektion u. a. Eric Wittkower (1899–1983) aus Montreal und Bin Kimura (1931–2021) aus Japan sowie Erich Wulff (1926–2010) und Wolfgang Pfeiffer (1919–2011) aus Deutschland.

Tellenbach hatte an der Jahrestagung in Bad Nauheim nicht teilnehmen können, aber mit Fragen des Kulturvergleichs hatte er sich schon seit längerem intensiv beschäftigt, zählte er doch zu jenen philosophisch interessierten Psychiatern, die aus der genauen Beobachtung und Analyse von Sprache und Erleben ihrer Patientinnen und Patienten Aufschluss über die Grundbedingungen menschlichen Lebens und Denkens zu gewinnen hofften. Tellenbach befasste sich in diesem Zusammenhang insbesondere mit dem Melancholiker als einem bereits aus antiken Kulturen überlieferten grüblerisch-nachdenklichen Persönlichkeitstyp und mit dessen Beziehungen zu zeitgenössisch als depressiv diskutierten Reaktionsweisen. Dazu hatte er 1961 sein phänomenologisch-psychiatrisches Hauptwerk *Melancholie* vorgelegt, das gerade auch im Ausland auf großes Interesse stieß, zu seinen Lebzeiten vier Auflagen durchlief und u. a. ins Spanische, Französische, Italienische, Englische und Japanische übersetzt wurde.[2] Tellenbach sah im „Typus Melancholicus“ eine menschlich-grundsätzliche und kulturübergreifende Persönlichkeitsdisposition und ihn trieb die Frage um, wie sie von den massiven gesellschaftlichen Transformationsprozessen seit der europäischen Aufklärung

PSYCHIATRISCHE KLINIK
DER UNIVERSITÄT HEIDELBERG
DIREKTOR: PROF. DR. W. v. BAEYER

6900 HEIDELBERG, den 5.5.1971
VOSS-STR. 4
Telefon: Durchwahl 53-
Vermittlung 531
U Z. Prof.Te/no

Herrn
Dr.Paul Parin
Utoquai 41
CH 8008 ZÜRICH/SCHWEIZ

Sehr verehrter Herr Kollege,

wie ich höre, haben Sie auf dem letzten Kongreß der Deutschen Gesellschaft für Psychiatrie im Rahmen der von Herrn Wittkower betreuten transkulturellen Veranstaltung einen Vortrag gehalten, der sich mit dem Problem des Maßstabs in der vergleichenden Psychiatrie befaßt hat. Da ich einen Vortrag mit ähnlicher Fragestellung für das transkulturell-psychiatrische Symposion des Weltkongresses in Mexiko angemeldet habe, (bzw. zu einem solchen Vortrag aufgefordert worden bin) wäre ich Ihnen sehr dankbar, wenn Sie mir einen Text dieses Vortrags zur Verfügung stellen könnten.
Ich habe sehr bedauert, daß mir die Teilnahme,einer größeren Vortragsreise im Mittleren Osten wegen, nicht möglich war, und ich nicht Gelegenheit hatte, Ihre persönliche Bekanntschaft zu machen.

Mit besten Empfehlungen
Ihr ergebener

Tellenbach

(Prof.Dr.Dr.H.Tellenbach)

Abb. 2 Brief von Hubertus Tellenbach an Paul Parin, Heidelberg, 05.05.1971, Nachlass von Paul Parin, Studio und Archiv Paul Parin & Goldy Parin-Matthèy, Wien

und Industrialisierung verstärkt oder umgeformt worden sei. Bereits 1966 hatte er eine Vortragsreise durch Lateinamerika gemacht, und beim Weltkongress in Mexiko Ende November 1971 wollte er über „The problem of selecting criteria for transcultural psychiatric theory“ vortragen, als einziger Deutscher im Symposium Transcultural Psychiatry.[3]

Es ist durchaus möglich, dass sowohl Tellenbachs Einladung nach Mexiko, als auch der Kontakt zu Parin auf Vermittlung von seinem Vorgesetzen, dem Heidelberger Klinikdirektor Walter von Baeyer (1904–1987), zustande kamen, denn der war damals nicht nur Vizepräsident des Weltverbands, sondern er hatte auch die Sektion mit Parins Vortrag bei der Bad Nauheimer Tagung geleitet. Jedenfalls schrieb Tellenbach am 5. Mai 1971 aus der Heidelberger Klinik einen Brief an Parin in Zürich, in dem er ihn um das Manuskript seines Bad Nauheimer Vortrags bat, weil er beim kommenden Weltkongress einen „Vortrag mit ähnlicher Fragestellung angemeldet“ habe (vgl. Abb. 2). Bezeichnender Weise nannte Tellenbach in diesem Zusammenhang aber nicht jenen Vortragstitel, der für Parin im Nauheimer Programm vermerkt war, sondern verwendete eine Formulierung, die bereits auf seinen eigenen Vortrag in Mexiko vorauswies, das „Problem des Maßstabs in der vergleichenden Psychiatrie“.[4] Um seine Bitte um das Vortragsmanuskript zu unterstreichen, fügte er einen eigenen Sonderdruck hinzu, wie aus Parins Antwort hervorgeht, offenbar den Aufsatz „Transkulturelle Aspekte der Melancholie“ *aus dem Jahrbuch für Psychologie, Psychotherapie und Medizinische Anthropologie* von 1968.[5] Parin hingegen ging nicht auf Tellenbachs Bitte ein, sondern antwortete mit einer doppelten Absage: kein Vortragsmanuskript, keine gemeinsame Sache: „Leider kann ich Ihnen den Text meines Vortrages [...] nicht schicken, da ich nach Notizen frei gesprochen habe. [...] Dies ist vielleicht nicht so schlimm, da ich mich nicht, wie man Sie informiert hat, mit dem Masstab in der vergleichenden Psychiatrie befasst habe.“ (vgl. Abb. 3)

Der direkte Kontakt zwischen dem Psychiatrie-Philosophen Tellenbach und dem unorthodoxen, politisch engagierten Psychoanalytiker Parin wäre schon für sich genommen bemerkenswert. Zum Zeitzeugnis von wissenschaftspolitischer Relevanz wurde der kurze Austausch, der sich auf genau diese beiden Briefe beschränkte, weil hier offenbar wenige Zeilen ausreichten, um es zu einer anscheinend unüberbrückbaren Kollision zwischen phänomenologisch-anthropologischer Psychiatrie und soziopolitisch engagierter Psychoanalyse kommen zu lassen. Der vermeintliche gemeinsame Berührungspunkt der „Transkulturalität“ verband die beiden hier gerade nicht, vielmehr wurde er in diesem Aufeinandertreffen zum entscheidenden Abstoßungspunkt. Denn wenn Tellenbach in knappen Zeilen an Parin schrieb, er habe gehört, dass dessen Vortrag in Bad Nauheim das „Problem des Maßstabs in der vergleichenden Psychiatrie“ angesprochen habe, dürfte es sich dabei vor allem um eine Projektion der eigenen Thematik auf seinen Gesprächspartner gehandelt haben. Parin hatte ja gezielt „Zur Kritik kulturgebundener Vorurteile im psychiatrischen Denken“[6] vorgetragen und damit vielmehr eine kritische Selbstreflexion im Blick gehabt, während die Frage nach einem Maßstab in ihm wohl zwangsläufig den Verdacht weckte, dass Tellenbach nach einer universellen Verallgemeinerbarkeit samt transzendentalem Überbau strebte. Parin dürfte die phänomenologisch-metaphysische Argumentationsrichtung von Tellenbachs Melancholie-Buch bekannt gewesen sein, denn schon

Jahre zuvor hatte er sich kritisch über philosophische Tendenzen in den Psy-Disziplinen geäußert, die von einer apolitischen, abstraktidealistischen Position aus die konkrete Lebenswirklichkeit aus dem Blick verlören.[7] Trotz des vermeintlich gemeinsamen Bezugspunktes der transkulturellen Psychiatrie musste Tellenbach ihm deswegen geradewegs als Vertreter jener abgehobenen Psychiatrie erscheinen, die nicht auf ihre eigenen Bedingungen reflektierte. Denn so sehr diese auch auf der Suche nach kulturspezifischen Merkmalen psychischer Krankheit war, so sehr sah Tellenbach dafür im philosophisch geschulten Einfühlungsvermögen der medizinischen Expert:innen das wichtigste Instrument transkultureller psychiatrischer Arbeit. Auch wenn die Programme von Bad Nauheim und Mexiko belegen, dass Tellenbach und Parin zu ähnlichen Fragen und wissenschaftsphilosophischen Problemen arbeiteten, zeigt ein genauer Vergleich, dass gerade diese Nähe ihre Differenzen umso deutlicher hervortreten ließ.

Dabei hatten Tellenbach und Parin damals durchaus einen gemeinsamen Gegner. Denn nach jahrelanger Vorbereitung hatte die WHO gerade ihre berühmte Pilotstudie auf den Weg gebracht, die nach dem Willen der Initiatoren zu einer international verlässlichen Diagnose der Schizophrenie führen sollte. 1972 konnten die ersten Ergebnisse veröffentlicht werden, auf deren Boden dann eine global standardisierte psychiatrische Diagnostik vorangebracht wurde. Aus ihr sollte 1980 die entscheidende dritte Auflage des Diagnostic and Statistical Manual (DSM) hervorgehen, mit der die sogenannte Operationalisierte Diagnostik zum internationalen Standard (man könnte auch sagen: Maßstab) wurde. Tellenbach stand dieser Bewegung äußerst kritisch gegenüber. Denn er wollte anstelle von vermeintlich objektiv standardisierten Beobachtungsverfahren mittels messender Skalen und quantifizierender Symptom-Achsen an einer genauen und vergleichenden Analyse von Einzelfällen festhalten, um das Wesentliche psychiatrischer Krankheitsbilder freizulegen bzw. um aus einer Typologie menschlicher Charaktere und ihrer Varianten das anthropologische Spektrum an Wesensformen zu entfalten.

Auch Parin wandte sich strikt gegen globale Tendenzen der Standardisierung und damit einer Objektifizierung der Betroffenen, aber in seiner Beschäftigung mit transkulturellen Fragen drehte er die Stoßrichtung komplett um: Obwohl er grundsätzlich von einer universellen Gültigkeit Freudianischer Konzepte wie dem Ödipuskomplex überzeugt war und sie für seine Version von Ethnopsychoanalyse fruchtbar machte, ging es ihm letztlich nicht um die Frage nach den richtigen Bedingungen einer Übertragung europäischer diagnostischer Kriterien auf andere Kulturen und Weltregionen. Vielmehr hatten ihn die Forschungsreisen, die er gemeinsam mit seiner Frau Goldy Parin-Matthèy und dem befreundeten Fritz Morgenthaler durch Westafrika unternommen hatte, dazu gebracht, eigene, als selbstverständlich vorausgesetzte Konzepte zu hinterfragen. Darauf hatten sie schon mit dem Titel ihres gemeinsamen Buches gezielt; vielleicht dachten „die Weißen" gar nicht „zu viel" – aber auf ihrer Seite musste das kritische Prüfen ansetzen. Denn die mit den Menschen vor Ort in Mali geführten Gespräche hatten Parin zu der Forderung gebracht, „unsere hergebrachten Vorstellungen abzulegen, um das Innenleben von Menschen einer anderen Kultur besser zu verstehen", wie er jetzt auf Tellenbachs Anfrage antwortete (vgl. Abb. 3). Seiner

10 Mai 1971

Herrn
Prof.Dr.Dr.H.Tellenbach
Psychiatrische Klinik
der Universität Heidelberg
Voss-Strasse 4
D 6900 Heidelberg

Sehr geehrter Herr Professor Tellenbach,

besten Dank für Ihren Brief vom 5 Mai 1971 und das Separatum über die transkulturellen Aspekte der Melancholie, das ich eben mit grossem Gewinn studiert habe.

Leider kann ich Ihnen den Text meines Vortrages auf dem letzten Kongress der Deutschen Gesellschaft für Psychiatrie nicht schicken, da ich nach Notizen frei gesprochen habe. Dies ist vielleicht nicht so schlimm, da ich mich nicht, wie man Sie informiert hat, mit dem Masstab in der vergleichenden Psychiatrie befasst habe. Ich habe vielmehr einzelne klinische Vignetten aus der psychologisch-psychiatrischen Arbeitbin West-Akrika zusammengestellt und von diesen abgeleitet wie nützlich und wie notwendig es ist, viele unserer hergebrachten Vorstellungen abzulegen, um das Innenleben von Menschen einer anderen Kultur besser zu verstehen. Zum Schluss habe ich empfohlen, in der europäischen Psychiatrie ähnlich kritische und selbstkritische Methoden anzuwenden, um Patienten aus einer anderen Gesellschaftsklasse als jene des Psychiaters und der Gründer seiner Wissenschaft adaequater erfassen zu können.

Es wird Sie vielleicht interessieren zu erfahren, dass das Danken und überhaupt der Begriff der Dankbarkeit in zahlreichen westafrikanischen Kulturen ebenfalls nicht vorkommt. Bei der Verschiedenheit jener Kulturen wäre es allerdings weit hergeholt, dieses Nichtvorkommen auf Einflüsse der Religion oder Besonderheiten der Weltanschauung zurückführen zu wollen.

Abb. 3a & b Brief von Paul Parin an Hubertus Tellenbach, Zürich, 10.05.1971, Nachlass von Paul Parin, Studio und Archiv Paul Parin & Goldy Parin-Matthèy, Wien

-2-

Gemeinsam ist jenen Ethnien wohl, dass in ihrer psychischen Entwicklung vorgezeichnet ist, einen Wohltäter als eine Person anzuerkennen, die man höher einstuft (also Ehre gibt) und von der man infolgedessen ein Recht hat weitere Zuwendungen zu erwarten. Ohne dass dies in der Morallehre oder Ethik einen formellen Niederschlag gefunden hätte, ist es also ebenfalls so, dass der Gebende eine Erhöhnung erfährt und der Empfangende die Gewissheit, dass er zu den Beschützten oder Bevorzugten des Gebenden zählen darf.

Mit den besten hochachtungsvollen Grüssen

Ihr

Abb. 3b

Auffassung nach sollten Psychiatrie, Psychoanalyse und Philosophie den Kontakt zu fremden Kulturen gezielt zur selbstkritischen Hinterfragung ihrer eigenen Konzepte nutzen, nicht zuletzt deswegen, weil auch im eigenen Land die meisten ihrer Patient:innen und Klient:innen nicht derselben sozialen Schicht und gesellschaftlichen Klasse wie die Therapeut:innen angehörten, wie er schon in seinem Vortrag argumentiert habe:

„Zum Schluss habe ich empfohlen, in der europäischen Psychiatrie ähnlich kritische und selbstkritische Methoden anzuwenden, um Patienten aus einer anderen Gesellschaftsklasse als jene des Psychiaters und der Gründer seiner Wissenschaft adaequater erfassen zu können." (vgl. Abb. 3)

In seinem Antwortschreiben fügt er dieser Erklärung, warum er den erbetenen Vortrag nicht schicke, aber noch einen weiteren Absatz hinzu, im dem er genau einen solchen Rang- und Klassenunterschied des niedergelassenen Therapeuten zum berühmten Professor ironisch gegen den Heidelberger Kollegen zu wenden scheint: Er belässt es nicht bei der Klarstellung, dass er in Bad Nauheim über etwas völlig anderes gesprochen habe als jene von Tellenbach aufgeworfene Frage des Maßstabes, sondern er inszeniert das angeblich fehlende Manuskript als Verweigerung einer Kontaktaufnahme. Statt auf Tellenbachs Bitte einzugehen, antwortet er relativ unvermittelt mit einer Anekdote von seinen Afrika-Reisen, deren Bedeutung sich erst erschließt, wenn man den von Tellenbach mitgeschickten Sonderdruck hinzuzieht: In vielen der von ihm besuchten Kulturen sei es unüblich, schreibt Parin an Tellenbach, gegenüber einer höher gestellten Person besondere Dankbarkeit zum Ausdruck zu bringen, vielmehr seien Geben und Nehmen im hierarchischen Verhältnis Selbstverständlichkeiten, die keiner dankenden Kommentierung und erst recht keiner Gegengabe bedürften – was vielmehr einer Anmaßung gleichkäme. Sein Nicht-Eingehen auf Tellenbachs Bitte, so darf man diese kryptischen Zeilen wohl deuten, sei selbst ein Zeichen von Demut. Sollte Tellenbach die Absage hingegen wie eine schroffe Undankbarkeit vorgekommen sein, scheint Parin dies durch die von ihm aufgestellte Analogie vorweg schon gekontert zu haben.

Der Züricher Analytiker, der spätestens mit dem Bestseller *Die Weißen denken zu viel* gleichzeitig zur international beachteten Stimme der Neuen Linken und zum Außenseiter in einer konservativ dominierten Psychoanalyse geworden war, setzte gleich noch eins drauf. Es sei nämlich „weit hergeholt", wenn man die von ihm in Afrika im hierarchischen Rollenverhalten beobachtete fehlende Dankbarkeit „auf Einflüsse der Religion oder Besonderheiten der Weltanschauung zurückführen" wolle. An dieser Stelle erweist sich Parin als genauer Leser des von Tellenbach mitgeschickten Sonderdrucks, in dem Tellenbach nämlich seinerseits über fehlende Dankbarkeit sinniert hatte, die ihm in Indien begegnet sei und zwar sowohl bei Bettler:innen trotz „stattlichem Backschisch" wie auch bei Kolleg:innen, die bei seinen Vorträgen ungeniert einschliefen. Auch Tellenbach sah in dieser vermeintlichen Abwesenheit von Dankbarkeit kein moralisches Laster oder pathologische Affektlosigkeit, aber sie veranlasste ihn in dem mitgeschickten Sonderdruck zu tiefschürfenden Überlegungen, wie sie überhaupt für seine Kombination von Phänomenologie mit Kulturphilosophie charakteristisch sind:

„Man fragt nach der ontologischen oder kosmogonischen Urszene, welche ‚Dankbarkeit gegen den Geber' allererst aus sich entläßt. Man fragt, wessen Güte der Mensch sein Dasein zu verdanken habe. Wenn die den westlichen Äon prägende Sinnstiftung in dieser Frage an einen Schöpfer verweist, dem der Mensch sich schulde oder besser: dem er sich verdanke, so sehen wir uns damit in eine Beziehung versetzt, die wie keine von einer bipersonalen Bewegung zwischen dem Geber und dem Begabten erfüllt ist, in der die Dankbarkeit zur Welt kommt." [8]

In einer buchstäblich „weit hergeholten" geistesgeschichtliche Analyse der Bedingungen und der Bedeutung des Dankens in christlichen Kulturen hatte Tellenbach theologische und religionsethnologische Texte herangezogen, um Christentum und Hinduismus auf der Suche nach einer vorausgesetzten „Urszene" zu vergleichen. Im Vergleichen verschiedener Ausprägungen sollten gemeinsame Ursprungsformen als allgemein menschliche Wesensmerkmale freigelegt werden, die umso universalere Geltung beanspruchen konnten, je weiter sie geographisch ausgreifen und historisch zurückreichen.

An Stellen wie dieser zeigt sich, dass Tellenbach unter einer vergleichenden Psychiatrie etwas ganz anderes verstand als Parin – nämlich ein Unterfangen, von dem dieser zu dem Zeitpunkt längst bewusst großen Abstand genommen hatte, obwohl er anfänglich durchaus die Psychoanalyse in Analogie zur Naturwissenschaft aufgefasst hatte. Gleichwohl war Parin sich dabei immer sicher gewesen, dass Ethnopsychoanalyse eine empirische Sozialwissenschaft bleiben müsse. Die Reisen zu den Dogon und den Agni in Westafrika hatten ihn dann zu einer Denkbewegung in entgegengesetzter Richtung veranlasst, nämlich nicht hinter die historisch und topographisch verschiedenen Ausprägungen zurückzugehen, sondern vielmehr die Wissenschaften selbst mitsamt ihren Einsichten zu historisieren.

Als er wenige Jahre nach dem brüsk abgebrochenen Kontakt mit Tellenbach zu einem Vortrag an die Psychiatrische Universitätsklinik in Genf eingeladen wurde, brachte er sein Verständnis des wechselseitigen Verhältnisses von Ethnologie und Psychiatrie programmatisch folgendermaßen auf den Punkt:

„Unsere Zivilisation ist nicht die einzige und nicht die am weitesten fortgeschrittene, wie man im 19. Jahrhundert glaubte. Sie ist nur ein Spezialfall unter vielen anderen. [...] Die psychiatrischen Erkrankungen, die wir heute wenigstens zum Teil nach dem sozialen Verhalten der Kranken beurteilen, können nicht wirklich verstanden und erfasst werden, solange die Krankheitslehre auf dem hergebrachten Krankheitsbegriff fußt und von der Theorie ausgeht, dass ein Individuum in einer Gesellschaft lebt, die für die Entstehung der Leiden als irrelevant beurteilt und deshalb als gleichförmig angesehen wird. Eine ethnologische Diagnose, die die sozialen Kräfte und Unterdrückungen bestimmt, unter denen unsere Patienten leiden und denen wir, die Psychiater, ausgesetzt sind, könnte uns helfen, uns vom ideologischen Erbe des 19. Jahrhunderts zu befreien. Der Ethnologe musste bereits anerkennen, dass der Mensch aus einem Volk mit einer fremden Kultur nicht den Bedürfnissen des Kolonialherrn entsprechen kann. Ich glaube, dass der Psychiater ihm folgen und zuerst die wichtigsten Institutionen in Frage stellen muss: Ehe, Familie, Verwandtschaft, und weiter Arbeit, Schule, Armee, Kirche und Staat." [9]

Vielleicht waren Tellenbach und Parin von der kulturellen Vielgestaltigkeit psychischer Phänomene in ähnlicher Weise fasziniert, deren Erforschung sie sich verschrieben hatten. Aber wo Tellenbach hinter die Phänomene auf eine universale Ontologie zurückzugehen suchte, argumentierte Parin für eine radikale Historisierung und votierte für den politischen Kampf gegen unterdrückende Wirtschafts- und Gesellschaftsordnungen. Sein schroffer Abbruch ihres Briefkontaktes belegt, wie diametral ihre Anliegen einander gegenüberstanden trotz aller thematischen Gemeinsamkeiten – und trotz eigentlich gemeinsamer Gegner:innen im professionellen psychiatrischen Feld.

Zum Abschluss noch zwei Nachbemerkungen: Parin behauptete in seinem Antwortschreiben, dass das erbetene Vortragsmanuskript gar nicht existiere. Im Bad Nauheimer Tagungsband steht tatsächlich nur eine knappe Zusammenfassung. Gleichwohl findet sich in Parins Nachlass eine sorgfältig korrigierte Version. Er hat in Bad Nauheim nicht „nach Notizen frei gesprochen", wie er Tellenbach gegenüber behauptete, sondern seinen Auftritt vor den Psychiater:innen der deutschen Fachgesellschaft so sorgfältig vorbereitet, dass dieser Vortrag in den Nachtragsband seiner Werkausgabe aufgenommen werden konnte.[10] – Und obwohl Parin das Vortragsmanuskript verweigerte, ging Tellenbach auf dessen Einwände beim Weltkongress erstaunlich dezidiert ein. Wie angekündigt sprach er dort zwar über die „Frage nach dem Maßstab", aber ganz anders als beim Vorpreschen auf eine „ontologische oder kosmogonische Urszene" wie in dem mitgeschickten Sonderdruck konzentrierte er sich in Mexico City auf eine kritische Vorklärung des methodischen Vorgehens, denn kein einziger Kulturkreis könne sich heute für Menschen als repräsentativ oder maßgebend ausgeben; vielmehr gelte es, mit Bin Kimura, den er hier zitierte, ,,jene blinde Selbstverständlichkeit der eigenen Kultur und der ihr zugehörigen Denktradition einmal grundsätzlich zu relativieren".[11] Auch ein inszenierter Kommunikationsabbruch kann also als Diskussionsbeitrag fungieren.

[1] Parin, Paul; Morgenthaler, Fritz; Goldy Parin-Matthèy: Die Weissen denken zuviel. Psychoanalytische Untersuchungen bei den Dogon in Westafrika. Zürich 1963. Im Jahr nach dem Briefkontakt sollte dann ihre Studie zu einer weiteren Volksgruppe in Mali mit kaum weniger provozierendem Titel bei Suhrkamp erscheinen: Parin, Paul; Morgenthaler, Fritz; Goldy Parin-Matthèy: Fürchte deinen Nächsten wie dich selbst. Psychoanalyse und Gesellschaft am Modell der Agni in Westafrika. Frankfurt am Main 1971.

[2] Vgl. Lang, Hermann: Nachruf auf Hubertus Tellenbach. In: Zeitschrift für Psychologie, Psychopathologie und Psychotherapie 43 (1995), 101–102.

[3] Tellenbach, Hubertus: The problem of selecting criteria for transcultural psychiatric theory. In: Fuente, Ramón de la; Weisman, Maxwell N. (Hrsgg.): Psychiatry, Proceedings of the V World Congress of Psychiatry. Amsterdam 1973, 813–817.

[4] Tellenbach nahm seinen Vortrag vom Weltkongress 1987 unter dem Titel „Die Frage nach dem Maßstab in der transkulturellen Psychopathologie" in seinen Aufsatzband auf, vgl. Tellenbach, Hubertus: Psychiatrie als Geistige Medizin. München 1987, 182–185.

[5] Wiederabgedruckt als „Transkulturelle Physiognomien der Melancholie" in: Ebd. 169–181.

[6] Parin, Paul: Zur Kritik kulturgebundener Vorurteile im psychiatrischen Denken. In: Ehrhardt, Helmut E. (Hrsg.). Perspektiven der heutigen Psychiatrie [Beiträge der 99. Tagung der DGPN 1970 in Bad Nauheim]. Frankfurt am Main 1972, 320.

[7] Parin, Paul: Zur Kritik der geisteswissenschaftlichen Richtungen in der Tiefenpsychologie. In: Schweizerische Zeitschrift für Psychologie und ihre Anwendungen 8 (1949), 67–84.

[8] Tellenbach (1987) [wie Anm. 4], S. 173.

[9] Paul Parin hielt den Vortrag 1975. Vgl. Parin, Paul: Ethnologie und Psychiatrie. In: Reichmayr, Johannes (Hrsg.): Paul Parin, Werkausgabe Bd. 7: Zurück aus Afrika. Wien 2020, 141–143, hier S. 142.

[10] Parin, Paul: Vortrag. Zur Kritik kulturgebundener Vorurteile im psychiatrischen Denken. In: Reichmayr, Johannes und Michael (Hrsgg.): Paul Parin, Werkausgabe Bd. 19, Schönheit und Widerstand. Unveröffentlichte Texte, Nachträge, Gesamtbibliographie. Wien 2025.

[11] Tellenbach (1987) [wie Anm. 4], S. 182.

Normal#verrückte Kunst – die Etablierung der „Art brut" und „Outsider Art" nach 1945 am Beispiel von Rudolf Liemberger

Christof Beyer, Caterina Flor Gümpel, Thomas Röske, Maike Rotzoll

Leo Navratil (1921–2006), seit 1946 Psychiater auf einer Männerstation der österreichischen Heil- und Pflegeanstalt Gugging / Klosterneuburg, lernte 1952 / 1953 bei einem Studienaufenthalt in London das Buch *Personality Projection in the Drawing of the Human Figure* (1949) der amerikanischen Psychologin Karen Machover (1902–1996) kennen.[1] Davon angeregt bat er nach seiner Rückkehr in Gugging 1954 jeden Patienten, in seiner Anwesenheit eine menschliche Figur mit Bleistift auf einen postkartengroßen weißen Karton zu zeichnen. Bald ließ er diese Prozedur täglich wiederholen und zog diagnostische Schlüsse.[2] Er las die klassischen Veröffentlichungen von Walter Morgenthaler (1882–1965) und Hans Prinzhorn (1886–1933) aus den Jahren 1921 und 1922 über künstlerische Schöpfungen von Psychiatrieinsassen,[3] und der Schweizer Psychiater Alfred Bader (1919–2009) machte ihn ab 1958 mit weiteren zeichnenden Patient:innen der Psychiatrien von Céry und Lausanne bekannt. Wichtige Anregung für Navratil waren zudem zwei Ende der 1950er erschienene Bücher des Literaturwissenschaftlers Gustav R. Hocke (1908–1985), in denen dieser seine Idee eines zyklisch wiederkehrenden Manierismus erläutert.[4] Sie gaben dem Psychiater die Grundidee für sein Buch *Schizophrenie und Kunst* (1965). Hier erklärte er die Zeichnungen von Psychiatriepatienten zur „Urgebärde des Manierismus". Trotz seiner pathologisierenden Auffassung, dass die Zeichnungen „aus der Psychose entspringen", welche deshalb „der Künstler" sei,[5] verglich sie Navratil also mit professioneller Kunst.

Das Taschenbuch wurde schnell populär. Der Psychiater lernte Wiener Künstler kennen, die ihn dazu brachten, ab 1970 ausgewählte Werke seiner Patientenkünstler in Galerien

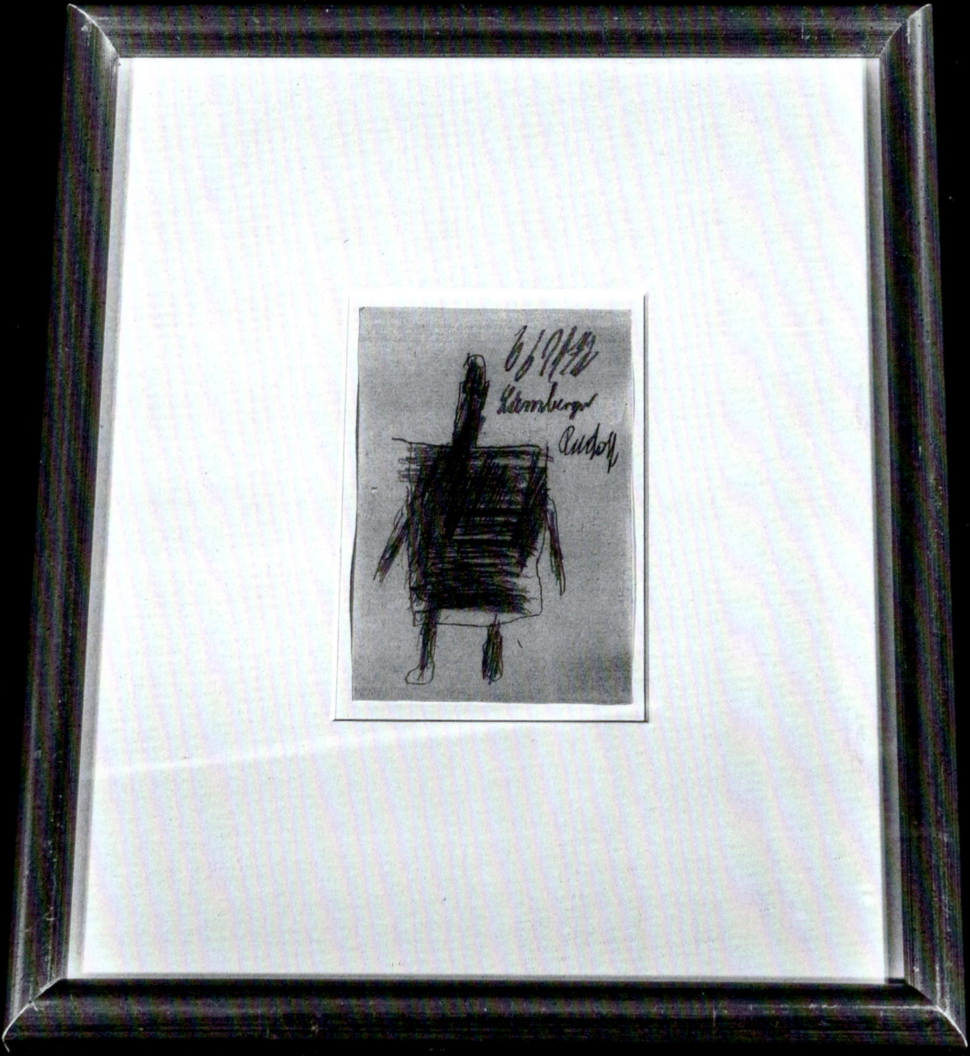

Abb. 1 Rudolf Liemberger, Ohne Titel, 1972, Bleistift auf Papier (in goldenem Rahmen), 15×9,9 cm, Sammlung Prinzhorn, Heidelberg

und Ausstellungshäusern zu zeigen.[6] Die Gruppe der zeichnenden Patienten aus Gugging wurde bald weit über die Grenzen Österreichs bekannt. 1980 übergab Navratil seine eigene Sammlung ihrer Werke an die Neue Galerie der Stadt Linz, und 1981 richtete er ein eigenes „Zentrum für Kunst-Psychotherapie“ auf dem Gelände der Gugginger Psychiatrie ein.

Zu den kreativen Patienten Navratils gehörte Rudolf Liemberger (1937–1988), der bereits mit 16 Jahren in Gugging aufgenommen wurde[7] und 1955 unter den ersten war, die für den Psychiater zeichneten. Bei seiner Wiederaufnahme mit 23 Jahren setzte er dies fort. Navratil stellt in *Schizophrenie und Kunst* (1965) zwei frühe Zeichnungen Liembergers zwei späteren gegenüber (Abb. 2). Die früheren Darstellungen interpretiert er als „angsterfülltes deformiertes Menschenbild“ am „Beginn einer hebephrenen Erkrankung“, bei den späteren deutet er die „stereotype“ „Geometrisierung“ der dargestellten Körper als „Ergebnis eines Restitutionsversuches“ im „equilibrierten Defektzustand“ einer Psychose[8]. Limberger lebte seit 1975 dauerhaft in Gugging und zeichnete häufig, wenn auch immer nur im Beisein des Psychiaters und vermeintlich ohne Interesse am Ergebnis.[9] Navratil sah in seinen mit Hiebkritzeln gefüllten Menschenfiguren allerdings „mehr eine motorische Abreaktion“ und hob ihn von seinen anderen Patientenkünstlern ab. Obwohl er Ähnlichkeiten zu den Übermalungen Arnulf Rainers (*1929) sah, war es für ihn „fraglich, ob seine ‚Kritzeleien‘ Kunst wären“.[10] Das scheint auch der Grund zu sein, warum er bei Liemberger an dem Pseudonym „Max“ festhielt, während er die meisten anderen Patientenkünstler bereits mit ihrem Klarnamen benannte. Heute wird Liemberger als einer der wichtigsten Künstler Guggings gesehen, man schätzt sein vehementes, druckstarkes Füllen einfacher Formen als originelle Gestaltungen[11] und seine Bilder erzielen steigende Preise auf dem Kunstmarkt.[12]

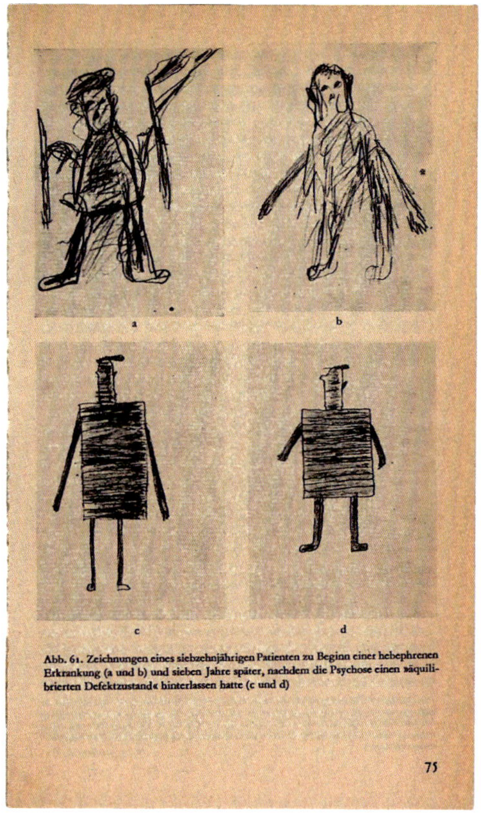
a b c d

Abb. 61. Zeichnungen eines siebzehnjährigen Patienten zu Beginn einer hebephrenen Erkrankung (a und b) und sieben Jahre später, nachdem die Psychose einen »äquilibrierten Defektzustand« hinterlassen hatte (c und d)

75

Abb. 2 Abbildungen von vier Zeichnungen Rudolf Liembergers, in: Leo Navratil, Schizophrenie und Kunst, München 1965, S. 75

Die Rezeptionsgeschichte Liembergers seit den 1950er Jahren ist paradigmatisch. Bildnerische Werke von psychiatrieerfahrenen Menschen ohne gestalterische Ausbildung wurden auch noch nach dem Zweiten Weltkrieg zunächst vor allem von der psychiatrischen Fachwelt wahrgenommen, dann aber zunehmend als Kunst geschätzt. Wichtig für diese Entwicklung war das Konzept einer „Art brut“, das der französische Künstler Jean Dubuffet (1891–1982) seit 1945 polemisch der von ihm scharf kritisierten „kulturellen Kunst“ gegenüberstellte.[13]

Er definierte „Art brut" als Kunst des „gemeinen Mannes" und hob in seiner Programmschrift *Art brut préféré aux arts culturels* (1949) hervor, dass es „genauso wenig eine Kunst der Geisteskranken [...] wie eine Kunst der Magen- oder Kniekranken" gebe. Für Dubuffet waren die „Art brut"-Schöpfer:innen schon deshalb die „wahren Künstler", weil sie keine Karriere anstrebten und angeblich unbeeinflusst von „kultureller" Kunst arbeiteten. Doch hatten ihn erst Prinzhorns Buch sowie eine dreiwöchige Reise durch psychiatrische Anstalten 1945 dazu angeregt, dieses Konzept zu entwickeln.[14]

Zur Etablierung seiner Idee gründete Dubuffet 1948 die „Compagnie de l'art brut" und organisierte die erste Präsentation seiner Sammlung in den Kellerräumen der Pariser Galerie René Drouin. Später wurde sie im Gartenhaus des Verlages Gallimard untergebracht, der viele Schriften der Surrealisten herausgebracht hat (s.a. den Beitrag über Unica Zürn). Dubuffets Wunsch war es, die Werke an einem „geschlossenen" und „geheimen" Ort[15] zu präsentieren.

Auf andere Weise exklusiv waren in der Nachkriegszeit Ausstellungen im Rahmen von Tagungen kunstinteressierter Psychiater:innen. Die Exposition internationale d'art psychopathologique, die anlässlich des ersten Weltkongresses für Psychiatrie in Paris 1950 rund 4.000 Werke aus über vierzig Sammlungen zeigte, öffnete sich erstmals über ein reines Fachpublikum hinaus der Allgemeinheit.[16]

Zugleich publizierten einige Psychiater:innen in den 1950ern zu „psychopathologischer Kunst" und machten dabei Werke von Patient:innen öffentlich. Sie glaubten, dass man spezifische Gestaltungsmerkmale identifizieren könnte, die Rückschlüsse auf psychische Erkrankungen zuließen.[17] 1959 erreichte dieses diagnostische Kunstinteresse mit der Gründung der Société internationale de Psychopathologie de l'Expression (SIPE) in Verona einen ersten Höhepunkt. Bald folgten weitere Vereinsgründungen in anderen Ländern unter dem Dach der SIPE, darunter 1965 die Deutschsprachige Gesellschaft für die Psychopathologie des Ausdrucks (DGPA). Jährlich trafen sich nun Psychiater:innen, um sich über verschiedene Aspekte eines vermuteten Zusammenhangs zwischen psychischen Krankheiten, ihren Symptomen und kreativem Schaffen auszutauschen.

Bis Mitte der 1960er Jahre blieb solche Öffentlichkeitsarbeit im Wesentlichen auf die medizinische Fachwelt beschränkt. Weil die bekannt gemachten Schöpfer:innen Patientenstatus hatten, war die Grenze zur Kunstwelt allein schon aufgrund der ärztlichen Schweigepflicht schwer zu durchbrechen: Namen durften nicht (vollständig) genannt werden, und die Werke wurden hauptsächlich mit Blick auf die Krankengeschichten interpretiert. Besitz und Verkauf der Werke stellten, da die Künstler:innen häufig nicht als geschäftsfähig galten, besondere Herausforderungen an die Vermarktung. Sammelnde Psychiater:innen „lösten" dieses Problem damals oft durch ungefragte Inbesitznahme der Werke „ihrer" Patient:innen.[18]

In Galerien wurden deshalb vor allem Werke von „Außenseitern" gezeigt, die nicht oder nicht mehr hospitalisiert waren. So vertrat seit Anfang der 1950er Jahre der Berliner Galerist Rudolf Springer (1909–2009) den künstlerischen Autodidakten und Exzentriker Friedrich Schröder-Sonnenstern (1892–1982),[19] der nach einem abenteuerlichen Werdegang inklusive Psychiatrieaufenthalten in Berlin lebte. Dieser wurde insbesondere von Hans Bellmer (1902–1972) und den Surrealisten geschätzt und ausgestellt, setzte sich aber auch selbst für die Vermarktung seiner Kunst ein.[20]

Familienmitglieder von psychiatrieerfahrenen Künstler:innen engagierten sich ebenfalls für die Platzierung der Werke ihrer Angehörigen in der Kunstwelt. Dies wird besonders bei dem im Bezirkskrankenhaus Haar untergebrachten russischen Künstler Eugen Gabritschevsky (1893–1979) greifbar. Durch das Engagement seines Bruders gelangten zahlreiche seiner Bilder an Dubuffet und durch ihn an den Sammler und Galeristen Daniel Cordier, der den Künstler ab 1961 in

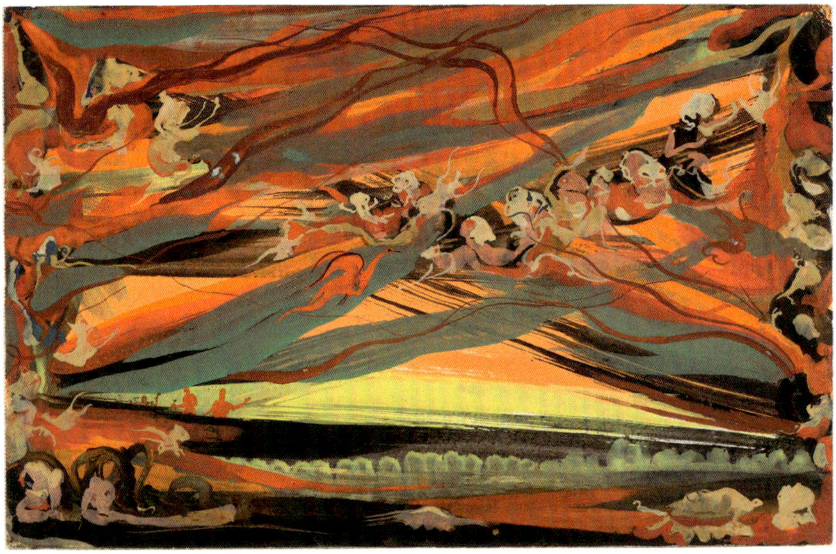

Abb. 3 Eugen Gabritschevsky, Ohne Titel, um 1950, Aquarell und Gouache auf Papier, 24,5×29,5 cm, Centre Pompidou, Musée national d'art moderne, Paris

Frankfurt und Paris zeigte. Ein Bericht der *Frankfurter Allgemeinen Zeitung* belegt, dass solche Ausstellungen zu dieser Zeit auch negative Kritik provozierten: „Man kann das, wenn man will, zum Surrealismus rechnen; man kann aber auch, und mit mehr Berechtigung, fragen, ob es überhaupt Kunst ist […]. [S]o scheint es sich hier doch eher um einen Akt der Selbstbefreiung als um bedeutende Malerei zu handeln."[21] (Abb. 3)

Auch bei der von Harald Szeemann (1933–2005) kuratierten Ausstellung *Bildnerei der Geisteskranken – Art Brut – Insania Pingens* in der Kunsthalle Bern 1963 empfanden es manche Besucher:innen als gewagt, der Bildauswahl der Ausstellung „keine wissenschaftliche Absicht zu unterlegen", was erlaubt hätte, sie „durch außerkünstlerische Ziele zu rechtfertigen".[22] Szeemann betonte im Katalog, dass er die Auswahl der Werke allein nach „Intensität von Inhalt und Bild" getroffen hätte.[23] Die Platzierung der Werke von Anstaltsinsassen in einer Kunsthalle war etwas Neues, das die Erosion der Unterscheidung von „normaler" und „verrückter" Kunst vorantrieb. Dennoch verzichtete der Katalog nicht auf eine „Liste der Merkmale schizophrener Malerei", und in den biografischen Angaben wurden die Künstler:innen als „Fälle" zu bezeichnet.[24] Der Psychiater Theodor Spoerri (1924–1973) nannte die Werke in seiner Eröffnungsrede ein „Vergrößerungsglas, in dem wir die Probleme unserer Alltagskranken besser sehen und verstehen lernen."[25]

In der Folge blieben Ausstellungen von Werken (ehemals) psychiatrisierter Künstler:innen in Galerien und öffentlichen Kunstinstitutionen eher die Ausnahme.[26] Bis Mitte der 1960er Jahre vollzog sich aber ein gesellschaftlich-kultureller Wandel zu einem verstärkten Interesse an der „Art brut" jenseits von Liebhaber:innenkreisen. Er zeigte sich nicht zuletzt am Erfolg des erwähnten Buches *Schizophrenie und Kunst* (1965) von Leo Navratil. Trotz dessen Betonung des diagnostischen Aspekts las etwa der Künstler Peter Pongratz (*1940) das Buch wie einen „Kriminalroman"[27], und der Wiener Galerist Manfred Chobot (*1947) bezeichnete es als seine „Bibel".[28]

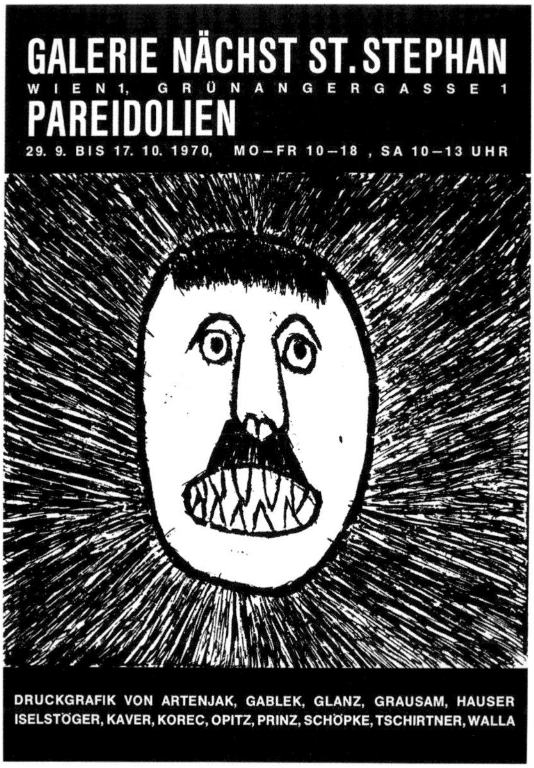

Abb. 4 Plakat zur Ausstellung „Pareidolien" [Motiv: Johann Hauser, „Löwe oder Tiger", undatiert], Galerie nächst St. Stephan, 29.9.–17.10.1970, Privatstiftung Künstler aus Gugging, Wien

Die Publikation fiel auf den fruchtbaren Boden neuer subkultureller und gesellschaftskritischer Bewegungen in Westeuropa. Gänzlich neu war dabei die Verbreitung künstlich induzierter psychischer Ausnahmezustände durch LSD im Rahmen der Popkultur. In diesem Zusammenhang fand 1969 die von dem Psychiater und Galeristen Richard P. Hartmann (1935–2024) organisierte Veranstaltung „Wahn – Sinn. Psychopathologie der Kunst" in München besondere Aufmerksamkeit. Hartmann hatte LSD-Experimente u. a. mit den österreichischen Künstlern Ernst Fuchs (1930–2015), Friedensreich Hundertwasser (1928–2000), Alfred Hrdlicka (1928–2009) und Arnulf Rainer durchgeführt, um die Auswirkung der Substanz auf das künstlerische Schaffen zu untersuchen. Die Künstler berichteten nun über ihre „Einschleichversuche in die Welt psychisch Kranker" (Hrdlicka) und den Wahn als „13. Muse" (Rainer). Ebenfalls 1969 entschloss sich Navratil, angeregt von Arnulf Rainer, Otto Breicha (1932–2003) und Peter Pongratz, „Patientenkunst autonom" zu machen und seinen Patienten Johann Hauser (1926–1996) dem Kunsthandel „auszuliefern". Es folgten jährliche Verkaufsausstellungen in der Klinik Gugging, wobei die Werke als Patienteneigentum behandelt und die Erlöse den Künstlern ausgezahlt wurden.[29]

Die erste Ausstellung von vierzehn der später als „Künstler aus Gugging" bekannten Patienten fand aber 1970 in der Galerie nächst St. Stephan in Wien unter dem Titel *Pareidolien* statt (Abb. 4). Er sollte Assoziationen zu visuellen oder auditiven Reizen wecken, die in Objekten und Formen eine vertraute Erscheinung erkennen lassen. Otto Mauer (1907–1973), ein prominenter römisch-katholischer Priester und Domprediger in Wien, leitete die 1964 gegründete Avantgardegalerie.

Pongratz hatte die Patienten-Künstler ermutigt, ihre Werke in der Galerie zu verkaufen.[30] Durch *Pareidolien* war der Eintritt der „Künstler aus Gugging“ in den Kunstmarkt vollzogen, weitere Verkaufsausstellungen – auch für „handverlesene Gruppen von Sammlern aus ganz Europa“ in Gugging selbst[31] – folgten und festigten den Status der von Navratil betreuten Künstlergruppe.

1972 platzierte Harald Szeemann dann auf der Kasseler *documenta* 5 Adolf Wölfli (1864–1930) und Heinrich Anton Müller (1869–1930), zwei der schon damals bekanntesten Schweizer „Art brut“-Künstler mit langjähriger Anstaltserfahrung, in Nachbarschaft der Sektion „Individuelle Mythologien“ und trieb damit die Integration der „Art brut“ in die zeitgenössische Kunst voran.[32] Im selben Jahr publizierte Roger Cardinal (1940–2019) sein Buch *Outsider Art* als „Handbuch für angloamerikanische Sammler:innen“[33] und prägte damit gleichzeitig das englischsprachige Label für „Art brut“. So begann Anfang der 1970er Jahre eine „Take-off“-Phase für Kunst von Menschen mit psychischen Erkrankungen und / oder kognitiven Beeinträchtigungen, sowohl mit Blick auf die Präsentation als Kunst als auch auf ihre Vermarktung. Auf internationalem Parkett wurde diese Etablierung mit der Eröffnung der Collection de l’Art brut in Lausanne 1976

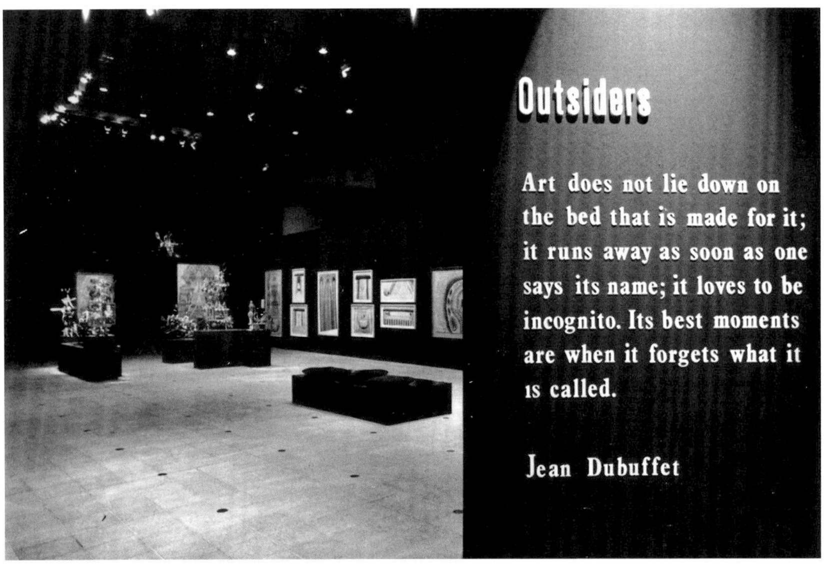

Abb. 5 Einblick in die Ausstellung „Outsiders: An Art without precedent and tradition“, Hayward Gallery London, 08.02.–08.04.1979, Fotografie von M. E. Edwards, Hayward Gallery London

weitergeführt, mit der die Sammlung Jean Dubuffets schließlich als „Anti-Museum“[34] einen festen Ort bekam. Zwei Jahre später folgte in London die Ausstellung *Outsiders* der Hayward Gallery (Abb. 5), die ein großer Publikumserfolg war und deren Exponate doch gleichzeitig von der britischen Kunstkritik als „Schmierereien von Verrückten“ verrissen wurden.[35] Die Schau versammelte Gugginger Künstler wie Rudolf Liemberger, Werke aus der Sammlung Prinzhorn sowie britische und US-amerikanische Künstler:innen unter dem Label einer Kunst „ohne Vorbild und Tradition“.[36]

Sie orientierte sich mithin nach wie vor an Dubuffets „Art brut"-Konzept einer Gegen-Kunst, das die Originalität der Werke an die Voraussetzung von „antikulturellen" und nicht-ökonomischen Positionen band. Demgegenüber konnte Harald Szeemann später zurecht behaupten, mit seiner documenta 5 die Relevanz von „Outsider Art" für die zeitgenössische Kunst etabliert zu haben: „Die Weihe der Art brut fand in Kassel statt."[37]

Um 1980 erhielt die öffentliche Aufmerksamkeit für die Lebenswelt von psychisch Kranken durch psychiatriekritische Bewegungen erneuten Auftrieb, und auch deren künstlerische Werke profitierten davon. Gleichzeitig verlor die Deutungsmacht der Psychiater:innen weiter an Bedeutung. Ein Zeichen dafür war die hilflos wirkende Kritik von Protagonisten der DGPA am angeblichen „Missbrauch" der Sammlung Prinzhorn durch die „ziemlich weit links" stehende Psychiaterin Inge Jarchov (später Jádi, *1936) und „Genossen"[38]. Dabei hatte die Kustodin der Heidelberger Sammlung erhebliche Mittel der VW-Stiftung eingeworben, um die Werke zu konservieren, teilweise zu restaurieren und wissenschaftlich zu erfassen. In Gugging vollzog sich 1986 mit Übernahme der Leitung durch den Psychiater und Künstler Johann Feilacher (*1954) ein weiterer Schritt zur Anerkennung der Patienten-Werke als Kunst und zur Institutionalisierung der Einrichtung, indem er das „Zentrum für Kunst und Psychotherapie" offiziell von der psychiatrischen Klinik trennte und in „Haus der Künstler" umbenannte.

Damit war die Erosion der Differenz von „normaler" und „verrückter" Kunst keineswegs abgeschlossen. 1994 wurde in einem weiteren, großen Gebäude der Landesnervenklinik die „Galerie Gugging" eröffnet, 2001 das „Offene Atelier" Gugging als Austauschort zwischen Patient:innen, Künstler:innen und der Öffentlichkeit sowie 2006 das Museum Gugging.[39] Nach Schließung der Psychiatrie 2009 besteht das art brut center gugging fort.

Dieser Erfolgslauf einer österreichischen Kultureinrichtung, deren Wurzeln in die Zeit rein diagnostischer Wertung künstlerischer Werke von Patient:innen zurückreichen, ist beispielhaft für die Entwicklung des Umgangs mit Werken aus psychiatrischem Kontext bis in die 2010er Jahre. Ähnliche Museen konnten sich in diesem Zeitraum ebenfalls etablieren, wie etwa das Open Art Museum in St. Gallen, das 1998 als Museum im Lagerhaus eröffnet wurde, die Heidelberger Sammlung Prinzhorn, die 2001 ein eigenes Museum einrichtete, oder das Musée LAM in Villeneuve d'Asq, das 2011 einen großen Anbau für die „Art brut"-Sammlung l'Aracine erhielt. Auch der eigene Kunstmarkt für „Outsider Art", dem ab 1993 eine eigene jährlich stattfindende Messe in New York zur Seite steht, florierte in diesen Jahrzehnten.

Seit Ende der 2010er Jahre entwickelt sich allerdings zunehmend Kritik an den spezifischen Begrifflichkeiten wie an der Sonderung des Marktes für diese Kunst, und zwar von Fürsprecher:innen einer stärkeren kulturellen Teilhabe, darunter auch viele betroffene Künstler:innen selbst. Dies ist nachvollziehbar, auch wenn die Aufhebung aller Differenzen geschichtsvergessen wirkt. Hat doch vielfach erst die positive Abgrenzung dieser Kunst als „Art brut" und „Outsider Art" für ihre Sichtbarkeit und Vermarktung gesorgt. Auch aus ästhetischer und kunsttheoretischer Perspektive scheint der Ruf nach Einreihung in den allgemeinen Kunstbetrieb kurzsichtig, begibt man sich damit doch einer Position außerhalb des Etablierten, von der allein es sich kritisieren lässt. Verständlich ist die

Bewegung wohl vor allem aus ökonomischen Interessen, da der „Outsider Art"-Markt konstant niedrigpreisiger geblieben ist als der so genannte „Erste Kunstmarkt".

Es war ein jahrzehntelanger Prozess bis zur heutigen Diskussion, ob diese künstlerischen Arbeiten einfach dem großen Gebiet der Kunst zugeordnet werden sollen, ohne eine eigene Kategorisierung vorzunehmen. Die Werke, um die es hier geht, sind längst nicht mehr „nur" Kunst aus Psychiatrien („Anstaltskunst"), da sie mittlerweile vorwiegend außerhalb von Institutionen im Zusammenhang mit psychischen Krisen oder Ausnahmeerfahrungen entstehen. Während sich die Deinstitutionalisierung der Psychiatrie – zumindest teilweise – im Kontext von Reformbestrebungen vollzog, fanden Werke von Psychiatrieerfahrenen zunehmend ihren Platz in Kunstinstitutionen, wie Museen, Galerien und Sammlungen. Sie verließen die Sphäre der Pathologisierung, auch wenn sie bislang nicht vollständig ohne Hinweise auf ihren Entstehungskontext auskommen. Die Werke bewegen sich also in einem ambivalenten Zwischenbereich von „normal" und „verrückt", und eine ähnliche Ambiguität gilt für ihre Schöpfer:innen: Trotz der Tendenz zur Ermächtigung zeigen sich immer wieder auch Bestrebungen (fürsorglicher) Entmächtigung. Navratil förderte seine Künstler, doch auch sein Haus der Künstler war in der Psychiatrie angesiedelt, Rudolf Liemberger trug zeitlebens das paternalistisch vergebene Pseudonym, das auf seinen Patientenstatus hinwies. Die markante Steigerung der Preise seiner Werke gerade in den letzten Jahren verweist auf Aktualität, Relevanz und Dynamik des Erosionsprozesses von normal#verrückt im Bereich der Kunst.

1 Navratil, Leo: Die „Sammlung Leo Navratil" im NÖ-Landesmuseum. In: Navaratil, Leo (Hrsg.): Gugging 1946–1986. Bd. 1: Art brut und Psychiatrie. Wien 1997, 117–128, S. 117.

2 Navratil, Leo: Die Geschichte der Sammlung und ihre Geschichtlichkeit. In: Neue Galerie der Stadt Linz, Wolfgang Gurlitt Museum (Hrsg.): Sammlung Leo Navratil. Arbeiten aus dem Niederösterreichischen Landeskrankenhaus für Psychiatrie und Neurologie Klosterneuburg, Ausst.-Kat. Neue Galerie der Stadt Linz, Wolfgang Gurlitt Museum, Linz 1980, 5–7, hier S. 5.

3 Walter Morgenthaler: Ein Geisteskranker als Künstler. Leipzig 1921; Hans Prinzhorn: Bildnerei der Geisteskranken. Berlin 1922.

4 Hocke, Gustav René: Die Welt als Labyrinth. Manierismus in der europäischen Kunst und Literatur, Reinbek 1957, und ders., Manierismus in der Literatur, Reinbek 1959.

5 Navratil, Leo: Schizophrenie und Kunst. Ein Beitrag zur Psychologie des Gestaltens. München 1965, S. 6 und 39; Röske, Thomas: Die Psychose als Künstler. Leo Navratil Schizophrenie und Kunst – eine Kritik. In: Theunissen, Georg (Hrsg.): Außenseiter-Kunst. Außergewöhnliche Bildnereien von Menschen mit intellektuellen und psychischen Behinderungen. Bad Heilbrunn 2008, 103–117.

6 Ansperger, Nina: Gugging inspiriert.! In: Ansperger, Nina (Hrsg.): Von bowie bis roth. Wien 2023, 10–16.

7 Navratil, Leo: Gugging 1946–1986. Bd. 2: Die Künstler und ihre Werke. Wien 1997, S. 447–448.

8 Navratil 1965 [wie Anm. 5], S. 74–76.

9 Navratil 1997 [wie Anm. 1], S. 447.

10 Johann Feilacher in einer E-Mail an Thomas Röske vom 29.8.2022.

[11] Thevoz, Michel: L'art brut. In: Fascicule 12 (1983), 120–129.

[12] In der Auktion von Artcurial am 09.06.2004 in Paris wurde die aquarellierte Zeichnung „Sonne" (1981) zu einem Schätzpreis von 1.500–2.000 Euro angeboten. Siehe die Webseite von artprice.com: https://de-artprice-com.ubproxy.ub.uni-heidelberg.de/artist/288412/rudolf-limberger/zeichnung-aquarell/3162556/sonne?p=1 [letzter Abruf: 13.03.2025]. Die Galerie Gugging verkauft mittlerweile Zeichnungen von Liemberger für 4529 Euro: https://shop.galeriegugging.com/de/products/human?srsltid=AfmBOorl-phfPA_-Hhy9yOz_gbsz7haZOnb-1ujD52cy6W-XSFnR-dQTo [letzter Abruf: 25.02.2025] . Für die Rezeption von Kunst aus psychiatrischem Kontext vor 1945 siehe: Röske, Thomas: Der lange Weg zur Selbstermächtigung. Kunst von Psychiatrie-Erfahrenen aus Sicht der Disability Studies. In: kritische berichte 48 (4) (2020), 44–55, hier S. 45–48.

[13] Peiry, Lucienne: L'art brut. Jean Dubuffet und die Kunst der Außenseiter (1997), Paris 2005, S.11.

[14] Gümpel, Caterina Flor; Röske, Thomas: Von „psychopathologischer Kunst" zu Art brut, Outsider Art – und darüber hinaus. In: Kritische Berichte 52 (1) (2024), 52–63, hier S. 54.

[15] Ebd., S. 53–54.

[16] Vgl. etwa Jakab, Irene: Zeichnungen und Gemälde der Geisteskranken. Ihre psychiatrische und künstlerische Analyse, Budapest u. a. 1956; Volmat, Robert: L'art psychopathologique, Paris 1955; Bader, Alfred: Bilder von Irren – Spiegel der menschlichen Seele. In: CIBA-Symposium 4 (1958), 152–154.

[17] So beispielsweise im Falle des Schleswiger Psychiaters Manfred in der Beeck und „seines" Künstler-Patienten Erich Spießbach, vgl. Röske, Thomas (Hrsg.): Ein Ausbruch in Kreativität. Erich Spießbach, „der dreifach diplomierte Idiot", Heidelberg 2021.

[18] Oberste-Hetbleck, Nadine: Die Galerie Rudolf Springer – Berlin, 1948–1998. In: Sediment Mitteilungen zur Geschichte des Kunsthandels 27 (2017), 11–32.

[19] Mehr zu Schröder-Sonnenstern in Beyer, Christof; Gümpel, Caterina Flor: Der Film „Friedrich, der Mondgeistermaler" (1964) von Alfred Bader und Ernest Ansorge – Künstlerische Wertschätzung und Pathologisierung. In: Zeithistorische Forschungen 2025 (im Erscheinen).

[20] -ied: Bilder eines Außenseiters. Zur Ausstellung Gabritschevsky bei Daniel Cordier. In: Frankfurter Allgemeine Zeitung (12.6.1961).

[21] Züricher Tages-Anzeiger (29.11.1963).

[23] Szeemann, Harald: Vorwort. In: Bildnerei der Geisteskranken – Art brut – Insania pingens, Ausst.-Kat. Kunsthalle Bern, Bern 1963, o. S.

[24] Ebd. Die Merkmalsliste ist: Rennert, Helmut: Die Merkmale Schizophrener Bildnerei, Jena 1962, entnommen.

[25] Spoerri, Theodor: Insania Pingens – Art Brut. Zur Ausstellung der Bildnereien Geisteskranker in der Berner Kunsthalle (unveröffentlichtes Manuskript), Getty Archives, Los Angeles, Nachlass Harald Szeemann, Box 1780, Folder 3.

[26] Etwa: Galerie Richard P. Hartmann (Eugen Gabritschevsky), München, 4.10.–9.11.1966; Galerie Rothe (Bildnerei der Geisteskranken – Sammlung Prinzhorn), Heidelberg, 20.10.–22.11.1967; Kunsthalle Düsseldorf (Friedrich Schröder-Sonnenstern), Düsseldorf, 15.12.1967–14.1.1968.

[27] Interview von Caterina Flor Gümpel mit Peter Pongratz, Wien, 7.11.2023.

[28] Interview von Caterina Flor Gümpel mit Manfred Chobot, Wien, 8.11.2023.

[29] Brief von Leo Navratil an Alfred Bader, 7.12.1969, ÖNB, Nachlass Leo Navratil, Ser. 59953/11 fol. 151.

[30] Interview Chobot 2023 [wie Anm. 28].

[31] Die Sammlung Chobot, Ausst.-Kat. Albertina Wien, Wien 2022, S. 16.

[32] Gümpel/Röske (2024) [wie Anm. 14].

[33] Ebd., S. 58.

[34] Peiry (2005) [wie Anm. 13], S. 177.

[35] Interview mit John Maizels und Maggie Maizels, Meet the Collector Series Part 35, 7.7.2020, Webseite der Jennifer Lauren Gallery Manchester: https://www.jenniferlaurengallery.com/news-press-media/john-and-maggie-maizels-interview [letzter Abruf: 18.3.2025].

[36] Outsiders. An Art Without Precedent or Tradition. Ausst.-Kat. Hayward Gallery London, London 1979.

[37] Szeemann, Harald: Einführungsvortrag. In: Radeck, Heike; Stengel, Karin; Scharf, Friedhelm (Hrsgg.): Wiedervorlage documenta 5, Hofgeismar 2002, 17–32, hier S. 20.

[38] Christian Peter Rode an Ottokar Graf Wittgenstein, 27.4.1980; Wolfgang Müller-Thalheim an Ottokar Graf Wittgenstein, 14.10.1979, Nachlass Ottokar Graf Wittgenstein, Ordner „DGPA", Klinik für Psychiatrie und Psychotherapie des LMU-Klinikums München.

[39] Webseite Museum Gugging:https://www.museumgugging.at/en/museum/aboutus [letzter Abruf: 13.11.2024].

Unica Zürn: Eine „verrückte" Frau in der Literatur? Die Veröffentlichung der Erzählung *Der Mann im Jasmin* als Beispiel einer (gescheiterten) Selbstermächtigung

Pauline Adamek

Die Veröffentlichung ihrer Prosaerzählung *Der Mann im Jasmin* im Jahr 1977 erlebte Unica Zürn (1916–1970) nicht mehr. Die Westberliner Künstlerin und Autorin hatte ihrem Leben bereits sieben Jahre zuvor mit einem Sprung aus dem Fenster ihrer Pariser Wohnung ein Ende gesetzt. Aus diesem Grund fiel es anderen Personen zu, über die Veröffentlichung von *Der Mann im Jasmin* und weiterer ihrer literarischen Texte zu verfügen. Zu diesen Personen zählte Ruth Henry (1925–2007). Wie Zürn lebte Henry seit den 1950er Jahren in Paris. Mit dem Kreis der Pariser Surrealisten kam sie durch ihren Ehemann, den Künstler Maurice Henry (1907–1984), in Kontakt. Dort traf sie auf Zürn, die ebenfalls durch ihren Lebensgefährten, Hans Bellmer (1902–1975), einen in Deutschland aufgewachsenen surrealistischen Künstler, der bereits nach der Machtübernahme der Nationalsozialisten nach Paris emigriert war, mit den hier ansässigen Surrealisten bekannt gemacht wurde. Zwischen den beiden Frauen entstand eine Freundschaft, die sich auch auf das Berufliche ausweitete: Henry schrieb für den deutschen Rundfunk und verschiedene Printmedien und war als Übersetzerin tätig. Sie war es, die den *Mann im Jasmin* ins Französische übersetzte – und seine Veröffentlichung in Deutschland sowie in Frankreich initiierte.

Ein deutschsprachiger Verlag, der entschied, den *Mann im Jasmin* in sein Programm aufzunehmen, fand sich mit Ullstein allerdings erst in der zweiten Hälfte der 1970er Jahre. Ullstein konzipierte die Veröffentlichung (Abb. 2) von Beginn an als Sammlung mehrerer bislang

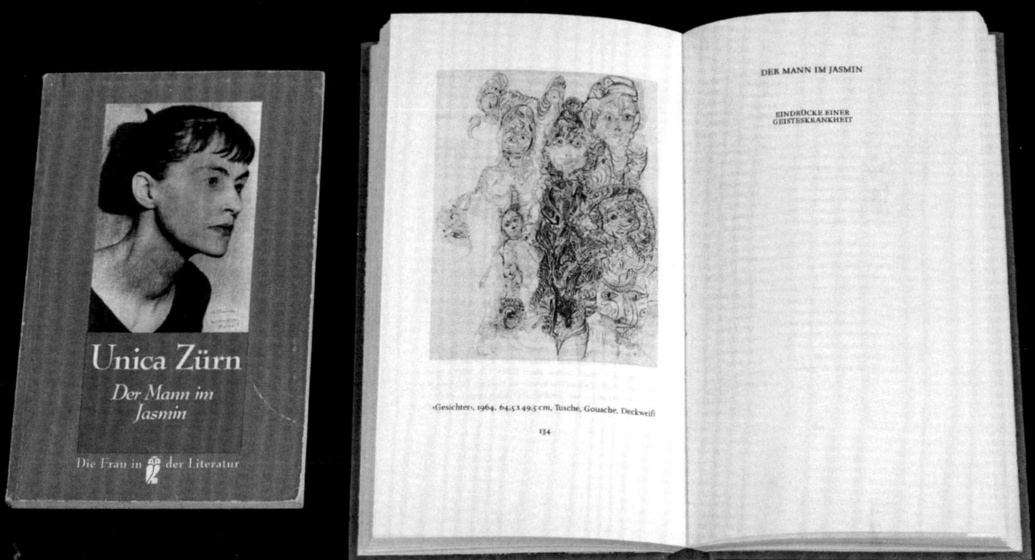

Abb. 1 Zürn, Unica: Der Mann im Jasmin. Mit einem Nachwort von Ruth Henry und einem Essay von Jean-François Raban. Frankfurt a. M., Berlin, Wien: Ullstein Taschenbuch, 1992. Reihe: Die Frau in der Literatur und Zürn, Unica: Gesamtausgabe. Band 4.1: Prosa 3. Hrsg. von Erich Brinkmann. Berlin: Brinkmann & Bose, 1991, S. 242–243

unveröffentlichter Prosaerzählungen Zürns, die unter dem Titel der umfangreichsten dieser Erzählungen, dem *Mann im Jasmin*, zusammengeführt wurden. Fast alle ausgewählten Texte, zu denen auch die *Notizen zur letzten (?) Krise* und *Das Haus der Krankheiten* zählen, vereint ein Thema: In ihnen findet eine Auseinandersetzung mit psychischer Störung statt. Ergänzt werden Zürns Arbeiten durch gleich zwei Nachworte, in denen Ruth Henry und der Psychoanalytiker Jean-François Rabain ihre jeweilige Perspektive auf Zürns Werk und den Einfluss ihrer Psyche auf ihr Schreiben darlegen. Zürn wurde 1957 erstmals in einer psychiatrischen Klinik behandelt; bei ihr wurde eine „paranoide Schizophrenie“ diagnostiziert. Es folgten weitere Aufenthalte – in der Psychiatrischen Klinik in Berlin-Wittenau, in der Pariser Psychiatrie Sainte-Anne und in einer Klinik in La Rochelle. Das Wissen über Zürns Krankheit zirkulierte spätestens seit ihrem Suizid im literarischen und künstlerischen Feld und führte dazu, dass eine Pathologisierung ihres Werks sich rasch in der Rezeption festsetzte.

1987 legte Ullstein den *Mann im Jasmin* neu auf, dieses Mal in seiner Reihe *Die Frau in der Literatur* (Abb.1), und ergänzte die bestehenden Prosatexte um die Erzählung *Dunkler Frühling*, die bereits 1969 im Merlin Verlag erschienen war. Ullstein widmete diese Reihe nicht ausschließlich Autorinnen – eine Frau in der Literatur konnte die Autorin sein oder die literarische weibliche Figur, von der erzählt wird. Ullstein folgte damit einer Strategie, sogenannte „Frauenliteratur“ zu vermarkten. Damit war der Verlag nicht allein: Bis heute existiert die Reihe *Die Frau in der Gesellschaft* des Fischer Verlags. Diese Reihen waren ökonomisch profitabel, sprachen sie doch eine spezifische und kaufkräftige Zielgruppe an – so wurde 1982 in der *Hamburger Rundschau* darauf hingewiesen, dass sogenannte „Frauenbücher“ „in den letzten zehn Jahren zum sichersten Geschäft auf dem Buchmarkt geworden“ [1] seien. Dabei erscheint es verkürzt, die genderspezifische Rahmung literarischer Texte ausschließlich mit ökonomischen Motiven zu erklären. Sie setzt im literarischen Feld tradierte Strukturen fort, auf deren Basis Autorinnen es in der Regel schwerer haben, sich als „ernstzunehmende“ Akteur:innen zu etablieren. Das liegt nicht zuletzt daran, dass das literarische Feld dazu neigt, stigmatisierte Gruppen, zu denen Autorinnen zweifelsfrei zählen, an den Rand des Feldes zu drängen. Die Literaturwissenschaftlerin Nicole Seifert (*1972) setzte sich in ihrer 2021 erschienenen Publikation *~~Frauen~~ Literatur* intensiv mit dem Begriff auseinander und gelangte zu folgendem Fazit: In der Praktik, literarische Texte von Frauen als „Frauenliteratur“ einzuordnen, wird niemals wertfrei auf das Geschlecht der Autorin hingewiesen, sondern das Narrativ einer seit Jahrhunderten und in den verschiedensten Lebensbereichen praktizierten Marginalisierung fortgesetzt. Seifert zufolge existiert keine „Frauenliteratur“, sie sei „ganz einfach ‚Literatur‘“. [2] Bis heute ist dieser Begriff jedoch geläufig, um in ihm Folgendes zu perpetuieren: Die Adressierung einer spezifischen Zielgruppe – eine primär weibliche Leser:innenschaft – tarnt die Marginalisierung der in dieser Kategorie versammelten Texte, denen damit verwehrt bleibt, als anspruchsvoll, literarisch wertvoll und potenziell kanonisch wahrgenommen zu werden. So war es auch bei Zürn.

Um zu verdeutlichen, dass diese Lesart weder eine Eigenheit von Ullstein noch ein rein deutsches Phänomen war, lohnt ein kurzer Exkurs nach Frankreich: Ullstein war nicht der einzige und erste Verlag, der Zürns Werk an ihr Geschlecht binden wollte. Nachdem *Der Mann im Jasmin* von deutschen Verlagen zuerst abgelehnt worden war, gewann Henry den französischen Verlag Gallimard dafür, ihn in französischer Übersetzung herauszubringen. Diese erschien bereits 1971. Bei der Édition Gallimard veröffentlicht zu werden, lässt sich bereits als enormer Erfolg verbuchen: Gallimard galt im 20. Jahrhundert als unangefochten einflussreichstes und prestigeträchtigstes Verlagshaus Frankreichs. Bei Gallimard überlegte man, ob Zürns Name auf der Titelei die Ergänzung „femme de Bellmer" tragen sollte – um ihre Nähe zu dem Surrealisten, der sich im künstlerischen Feld bereits einen Namen gemacht hatte, aufzuzeigen.

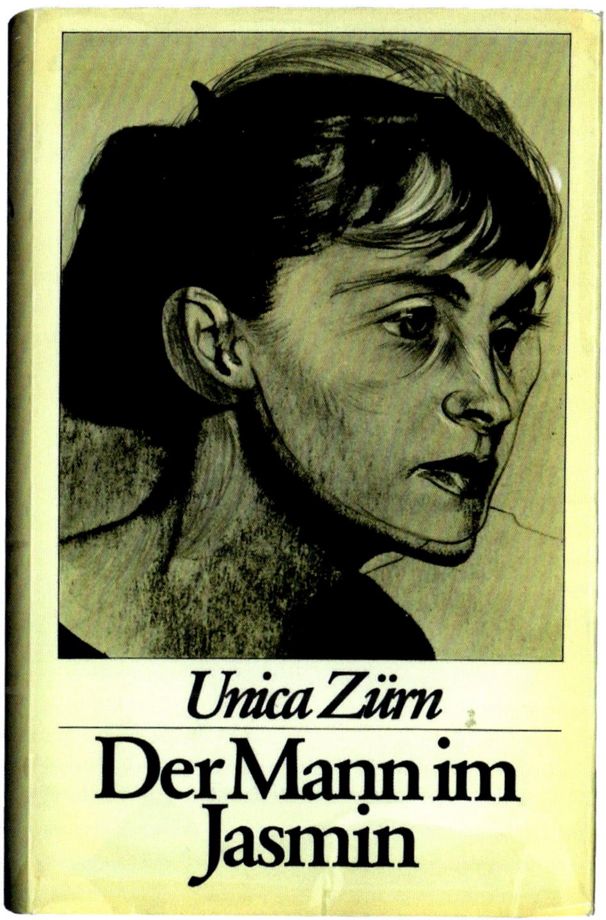

Abb. 2 Zürn, Unica: Der Mann im Jasmin. Eindrücke aus einer Geisteskrankheit. Frankfurt a. M., Berlin: Ullstein, 1977. Umschlag-Zeichnung: Hans Bellmer nach einem Foto von Man Rey

Das französische Substantiv „la femme" trägt zwei Bedeutungen: die Frau und die Ehefrau. Zürn als „femme de Bellmer" zu bezeichnen, impliziert demzufolge Zugehörigkeit und Abhängigkeit. Dass Bellmer und Zürn nicht verheiratet waren, spielte keine Rolle – für das literarische Feld gehörte Zürn zu Bellmer. Möglicherweise wurde erwogen, Bellmer ins Spiel zu bringen, um die Erzählung damit potenziell für ein größeres Publikum interessant zu machen. Von der Hand weisen lässt sich jedoch nicht, dass in dieser Zuschreibung mitschwingt, Zürn als Bellmers „Anhang" positionieren zu wollen, womit ihr abgesprochen wird, als eigenständige Literatin, die ohne die Verbindung zu einem erfolgreichen Mann auskommt, vermarktet werden zu können. Entscheidend ist, dass letztlich davon abgesehen wurde, Zürn als „femme de Bellmer" zu bezeichnen. Dieser Zusatz fehlt auf der Erstausgabe sowie in allen folgenden Auflagen. Der Verlag rang sich zu einer bemerkenswert anderen Position durch und erkannte durch das Weglassen des Zusatzes die Eigenständigkeit Zürns an.

Ullstein hingegen rückte von einer Darstellung, die Zürn abhängig von ihrer Krankheitsgeschichte oder von ihrem Geschlecht präsentiert, nicht ab. Die Einbandgestaltungen beider hier erschienenen Ausgaben von *Der Mann im Jasmin*, der von 1977 wie der von 1987, zeigen ein Portrait von Zürn. Bei dem Portrait der früheren Ausgabe handelt es sich um eine in schwarz-weiß gehaltene Zeichnung (Abb. 2). Diese wurde von Bellmer nach Vorlage einer Fotografie von Man Ray (1890–1976) angefertigt. Bei der späteren Ausgabe hingegen entschied man sich dazu, die Fotografie für die Gestaltung des Umschlags zu verwenden. Zu welchem Anlass und wann Ray Zürn fotografierte, ist nicht bekannt.

Autor:innenfotos dienen nicht dazu, einen literarischen Text in ein Bild umzusetzen. Ihre Funktion entfaltet sich unabhängig von der Publikation, auf deren Einband sie abgedruckt werden. Seit dem 15. Jahrhundert hat sich durchgesetzt, Autor:innen eines literarischen Textes im Portrait abzubilden. Dies erfüllt, konstatiert Matthias Bickenbach (*1963), folgenden Zweck: Das Portrait verweist auf den oder die Autor:in und verrät einen Anspruch auf Authentizität.[3] Als entscheidend für diesen Effekt erachtet Bickenbach den gewählten Bildausschnitt: Ein Portrait sei „stets ein close up, ein Bild, das eine Nahsicht gibt."[4] Auch Zürn wird auf der für den Einband ausgewählten Fotografie im Portrait und im Profil gezeigt. Der festgehaltene Moment erweckt den Eindruck, inszeniert zu sein. Zürn war sich der Situation des Fotografiertwerdens offenbar bewusst. Die von ihr eingenommene Haltung ist steif, sie wirkt leblos, beinahe puppenhaft. Diese Zuschreibungen werden durch die Profilansicht unterstrichen. Im Gegensatz zu den meisten fotografischen Reproduktionen von Autor:innen, wie sie für die Umschlagsgestaltung üblich sind, blickt Zürn nicht in die Kamera, sondern an ihr vorbei. Diese Autorin, der angesichts ihrer Krankheit und ihres Geschlechts die Verfügung über ihr Werk entzogen wird, kann es konsequenterweise nicht gelingen, in die Kamera zu blicken; ihre Ohnmacht wird auf bildlicher Ebene reproduziert. Abgebildet ist keine selbstermächtigte Frau, sondern eine vergegenständlichte „Puppe", die, so scheint es, nebenbei bemerkt die Verfasserin des Textes ist, dessen Einband sie ziert. Zürn wird von ihrer Funktion als Autorin entmächtigt und zu einer literarischen Figur erklärt – ohne dass die Erzählung, deren Inhalt unstrittig Ähnlichkeiten mit Zürns Biografie aufweist, explizit als autobiografischer Text gekennzeichnet ist. Doch dies scheint für das literarische

Feld selbstverständlich zu sein, weil die Handlung Parallelen zu Zürns Leben aufweist – und weil Zürn in anderen Texten ihr Leben und Werk in einem solchen Ausmaß verquickt, dass es unmöglich scheint, ihr literarisches Werk nicht unter den Autobiografie-Verdacht zu stellen.

Das gewählte Autorinnenfoto auf dem Einband der Ullstein-Ausgabe wirft nicht nur die Frage auf, wie viel Autobiografisches Zürn in ihre Texte hat einfließen lassen, sondern verdeutlicht, dass hier ein Verlag über das Werk einer Autorin verfügt. Hier entscheidet nicht mehr Zürn selbst über die Inszenierung ihres Lebens und ihrer Krankheit, sondern andere. Der *Mann im Jasmin*, suggeriert diese Gestaltung, ist kein literarischer Text der Autorin Zürn, sondern eine Prosaerzählung über Zürn. Eine Auflösung der Kategorien von Autorin und Figur eröffnet die Möglichkeit, Zürn als Figur im *Mann im Jasmin* und damit als psychisch kranke Frau wahrzunehmen. Diese Deutungsmöglichkeit wird von Ullstein selbst, mit der Kategorisierung Zürns als Frau in der Literatur gestützt: Spätestens mit der Zuordnung der Erzählung zu dieser Ullstein-Reihe, für die es nicht relevant zu sein scheint, ob diese Frau in der Literatur Autorin oder literarische Figur ist, stellt sich nicht mehr notwendig die Frage nach der Autorinnenschaft beziehungsweise einer Trennung zwischen Figur und Autorin.

Einfluss auf diese Lesart hat darüber hinaus, dass die Darstellung Zürns als ihren Lebensumständen ohnmächtig gegenüberstehende Frau innerhalb der Erzählung *Der Mann im Jasmin* reproduziert wird. Die Protagonistin erweist sich in

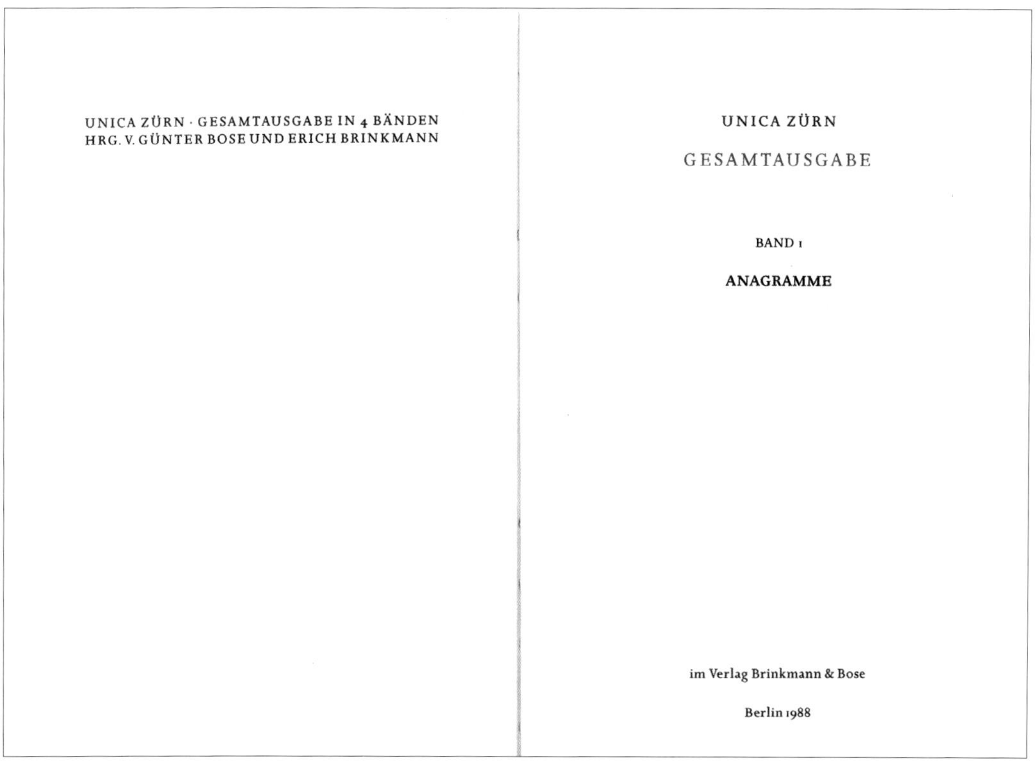
UNICA ZÜRN · GESAMTAUSGABE IN 4 BÄNDEN
HRG. V. GÜNTER BOSE UND ERICH BRINKMANN

UNICA ZÜRN

GESAMTAUSGABE

BAND 1

ANAGRAMME

im Verlag Brinkmann & Bose

Berlin 1988

Abb. 3a & b Zürn, Unica: Gesamtausgabe. Band 1: Anagramme. Hrsg. von Günter Bose, Erich Brinkmann und Sabine Scholl. Berlin: Brinkmann & Bose, 1988, Titel und S. 118–119

Der blaue Herr und die weisse Dame

Ah – Liebe! Raum des Windes – Erde DU – Er,
der Herr Wald und die Baeume! Es sei,
was sei. Herb' rede der Mund, die laue,
muede Liebe wird Hass. Der Andere
wird Erde. Ruhe, Du blasse Dame – eine
Ruhe des Riesen Dadew im Laube der
weissen Blume Adea. Du, die der Herr
der Amsel beruehr' und die da Weise,
Lehrende sei, wie der Rabe Madsudo.

Ile de Ré 1964

118

Der eingebildete Wahnsinn

Deine Wege ins Hinterland B.
Da regnet es blind hinein. We-
Weh! Deliria sind Gebete. N-N-N-
Der Wind blaest. Eingehen in
wahnsinnige Bilder endete
in Leid. Eng ist der Wahn. Eben
Steigen, dann Leiden. Hib! Wer?
Er! Wann? Nie! Eingebildet-H-D-S?
Was? Rien! Elend beginnt: DEHI-
DEHI, bewegtes Deliria-N-N-N-N-
Endet das nie? Nein! G-B-L-I-H! Wer?
Der eingebildete Wahnsinn.

Ile de Ré 1964

119

Abb. 3b

mehrfacher Hinsicht als Frau, über die verfügt wird. Nicht nur gelingt es ihr nicht, ich zu sagen und sich damit selbst zu bezeichnen – erzählt wird aus der Perspektive einer anderen; einer in der dritten Person sprechenden Erzählinstanz. Die Protagonistin lässt von einem anderen über sich verfügen: dem „Mann im Jasmin", einer Halluzination, von der sie sich wiederholt „begegnen"[5] lässt – so drückt es die Erzählerin aus. Der „Mann im Jasmin" erfüllt eine spezifische Funktion: Die Protagonistin nimmt ihn als Auslöser und wiederkehrenden Akteur in ihren halluzinatorischen Episoden wahr. Sie nimmt seine Befehle entgegen und unterwirft ihre Entscheidungen seinem Willen. Paradox ist, dass dieser Mann nicht existiert. Es ist sie selbst, die die Vision des „Mannes im Jasmin" heraufbeschwört, ohne jedoch Einfluss auf sein Kommen und Gehen oder seine Ausgestaltung nehmen zu können: Er wird als ein Symptom ihrer psychischen Störung dargestellt. Doch nicht nur in der Existenz des „Mannes im Jasmin" unterstellt die psychisch kranke Protagonistin sich den Logiken ihrer Krankheit. Dieses Verfahren erweist sich als ein fester Bestandteil von Zürns Werk.

Zu Zürns literarischen Arbeiten zählt eine umfangreiche Sammlung von Anagrammgedichten, die teils zu Lebzeiten, teils nach ihrem Tod veröffentlicht wurden (Abb. 3a und b). Sie begann bereits in den 1950er Jahren, sich mit dem Anagrammieren zu beschäftigen. Bis heute wird Zürn mit dieser literarischen Technik in Verbindung gebracht. Auch im *Mann im Jasmin* tauchen Anagrammgedichte auf. Anagramme, heißt es im *Mann im Jasmin*, „sind Worte und Sätze, die durch Umstellen der Buchstaben eines Wortes oder eines Satzes entstanden sind. Nur die gegebenen Buchstaben sind verwendbar und keine anderen dürfen zur Hilfe gerufen werden."[6] Beim literarischen Schreiben handelt es sich eigentlich um eine egozentrische Tätigkeit. Diese Egozentrik löst sich im Anagramm, das den Regeln und Strukturen der bereits existierenden Buchstaben unterworfen ist, weitestgehend auf. Zwar wählt der oder die Anagrammschreiber:in den ersten Satz des Anagramms aus, dann jedoch tritt er oder sie vor den Buchstaben zurück – bis zu seiner oder ihrer vollkommenen Negation. Besonders an Zürns Anagrammgedichten ist, dass jede Zeile, für die sie die ihr zur Verfügung stehenden Buchstaben neu zusammensetzt, eine Bedeutung generiert. Dabei knüpfen die Zeilen nicht an die jeweils vorige an; jedes Anagramm ist in seinem Sinn, den es generiert, in sich geschlossen.

Darüber hinaus kann dem Anagrammieren eine psychopathologische Deutungsmöglichkeit zugrunde gelegt werden. Nahe liegt, das Anagrammschreiben mit der surrealistischen Praxis der écriture automatique in Verbindung zu setzen, einer Methode des Schreibens, bei der, ähnlich dem „Bewusstseinsstrom", assoziativ Gedachtes und Gefühltes aufgeschrieben wird. Sie zielt auf die „Freisetzung des Unbewußten"[7] ab. Diese beiden experimentellen Formen des Schreibens verbindet „das Bemühen, den Bewußtseinsprimat außer Kraft zu setzen durch eine mechanische Herstellung. Genau das markiert die Einbruchstelle für den Zufall."[8] Zürn tritt insofern vor ihren Anagrammen zurück, als dass diese aus ihrem Unbewussten zu kommen scheinen. Dadurch erweist sich die Tätigkeit des Anagrammierens als nahezu ideal dafür, sich in ihr zu verlieren. Dieser Mechanismus wird auch auf der Ebene des Erzählten im *Mann im Jasmin* hervorgehoben: Hier wird das Anagrammieren als Auslöser dafür angeführt, dass die Protagonistin erneut halluziniert – und wiederum ihrer Krankheit ausgeliefert wird. Und auch die Anagramme selbst scheinen auf ihre psychische Störung zu weisen. Wie zufällig setzt sich das (scheinbar) Unbewusste der Protagonistin durch, wenn sie selbst anagrammiert und aus dem Ausgangssatz „Hinter dieser reinen Stirne" das folgende Anagramm entsteht: „Dinten-Herrn – ist es eine Irre?"[9]

Ab den späten 1980er Jahren begann der Verlag Brinkmann & Bose, ein kleines Westberliner Verlagshaus, eine Gesamtausgabe des literarischen und bildenden Werks Zürns zu konzipieren. Sie verzichtet auf eine aufwändige Einbandgestaltung. Sie ist in schlichtem Blau gehalten, im oberen Bereich des Buchrückens steht in blauen Versalien auf hellem Untergrund UNICA ZÜRN. Die Bandnummerierung befindet sich am unteren Ende des Buchrückens. Die Prosaerzählung *Der Mann im Jasmin* ist 1991 in Band 4.1 veröffentlicht worden (Abb. 1). Es ist der dritte und vorletzte Band der Reihe, in dem Zürns Prosatexte versammelt wurden. In dieser schlichten Gestaltung deutet sich folgende Leseanweisung an: Es wird darauf verzichtet, Zürns Werk bereits vor seiner Lektüre zu verorten. Nichtsdestotrotz entschied man sich dazu, der Gesamtausgabe jene Texte voranzustellen, die am meisten eine Deutung als Ausdruck einer psychischen Störung nahezulegen scheinen: ihre Anagramme (Abb. 3a und b). Mit dieser Entscheidung sprach man Zürns Anagrammgedichten eine besondere Bedeutung innerhalb ihres Werkes zu. Darüber hinaus nahm man in Kauf, jene Texte Zürns zu priorisieren, bei denen bereits im Voraus absehbar gewesen sein muss, dass das literarische Feld sie mit Zürns psychischer Krankheit in Verbindung bringen würde. Ursula Krechel (*1947) kam dieser impliziten Leseanweisung in einer Rezension des ersten Bandes der Gesamtausgabe, die sie in der *Süddeutschen Zeitung* schrieb, prompt nach, wenn sie über die Anagramme schrieb: „Der enge Kreis des Buchstabenspiels bricht in jeder neuen psychischen Krise der Unica Zürn zusammen. Oder löst die Anspannung der Arbeit an den Anagrammen die Erwartung einer Auflösung ihre Krisen aus?“[10]

Die unterschiedliche Gestaltung der Einbände der drei deutschsprachigen Ausgaben der Erzählung *Der Mann im Jasmin* weist darauf hin, wie der Text jeweils gerahmt und mit welchen Leseanweisungen er versehen wurde. In ihrer Abfolge sind die Einbände als fortlaufende historische Entwicklung zu betrachten. Sie bilden einen Zeitraum von rund 15 Jahren ab und machen deutlich, wie Zürn im Laufe der Jahre zur Darstellung gebracht wurde: Zürn war dieser Konstruktion ihres Lebens und Werks ausgeliefert. Dafür verantwortlich waren ihr früher Tod, aber auch ihr Geschlecht – und ihre Krankheit. Bemerkenswert ist nichtsdestotrotz, dass die Verortung Zürns in einer Position der Ohnmacht, der eine Selbstermächtigung verwehrt bleibt, hier nicht primär daraus entsteht, dass sie an einer psychischen Störung erkrankt ist, sondern daraus, dass es sich bei ihr um eine Frau handelt; eine Frau, die ihre „Krisen“ zwar selbstbestimmt literarisch verhandelt, über die letztendlich aber meist von Männern – Verlegern, Fotografen, ihrem Lebensgefährten, und auf textueller Ebene: einem fiktiven „Mann im Jasmin“ – verfügt wird. Mit Henry, die als Übersetzerin eine wichtige Rolle einnimmt, stellt sich Zürn zwar eine Frau an die Seite – entgegensetzen kann sie dem Eindruck der ohnmächtigen, den patriarchalen Strukturen ausgesetzten Autorin, der sich bereits zu verfestigen haben scheint, allerdings wenig. Die beobachtete geschlechtsspezifische Rahmung verleiht Zürns Werk eine Deutungsmöglichkeit, die sich zwar von ihrer Krankheit loslöst; doch gleichzeitig wird ihr in der Auferlegung dieses anderen Stigmas verweigert, aus der Position der Ohnmacht herauszutreten. Das Verharren in der Position der Stigmatisierten schließlich führt dazu, dass die Wahrnehmung Zürns als literarische Randerscheinung bislang nicht aufgebrochen werden konnte.

1 Lange, Silke: Feministisch aus der Krise? In: Hamburger Rundschau (07.10.1982).

2 Seifert, Nicole: ~~Frauen~~ Literatur. Abgewertet, vergessen, wiederentdeckt. Köln 2021, S. 12.

3 Vgl. Bickenbach, Matthias: Das Autorenfoto in der Medienevolution. Anachronie einer Norm. München 2021, S. 11.

4 Ebd., S. 263.

5 Zürn, Unica: Der Mann im Jasmin. Eindrücke einer Geisteskrankheit. In: Bose, Günter (Hrsg.), Unica Zürn, Gesamtausgabe, Band 4.1, Prosa 3, Berlin 1991, 135–255, hier S. 144.

6 Ebd., S. 148.

7 Hilmes, Carola: Buchstabenrätsel. Unica Zürn und die Kunst der Anagramme. In: Dies. / Mathy, Dietrich (Hrsgg.): Spielzüge des Zufalls. Zur Anatomie eines Symptoms. Bielefeld 1994, 149–162, hier S. 152.

8 Ebd.

9 Zürn, Unica: Der Mann im Jasmin. Frankfurt am Main 1982, S. 19.

10 Krechel, Ursula: Kreis und Krise. In: Süddeutsche Zeitung (25.–27.03.1989).

„Mut zur Wut". Feministische Therapie in den 1970er und 1980er Jahren

Ulrike Klöppel & Vera Luckgei

Auf ein Kissen zu schlagen, ist bis heute eine bekannte pädagogische und psychotherapeutische Methode. Damit soll angestaute Wut ohne Schädigung anderer Personen ausagiert werden können. Die Methode etablierte sich in der Bundesrepublik in den 1970er Jahren. Auch feministische Therapeutinnen übernahmen sie. Ihre Klientinnen sollten durch das Einschlagen auf ein Kissen unterdrückte Aggressionen spüren und nach außen wenden können. Dieser Ansatz entsprach den politischen Aufrufen der Frauenbewegung: Frauen sollten Wut über männliche Bevormundung und Gewalt entwickeln und sie nutzen, um sich gemeinsam gegen patriarchale Machtverhältnisse zur Wehr zu setzen. Feministische Therapeutinnen gingen allerdings davon aus, dass dies an der Realität vieler Frauen vorbeiging. Denn Frauen seien dazu erzogen worden, keine Aggressionen zu zeigen. Statt angesichts von Benachteiligung und Fremdbestimmung zornig zu werden, entwickelten Frauen selbstschädigende Verhaltensweisen, Schuldgefühle, Depressionen und dergleichen mehr. Durch Ausagieren am Kissen und andere Methoden sollten Frauen erlernen, Wut als berechtigtes und gesundes Gefühl zu erleben, das unerlässlich ist, um Selbstbestimmung zu erlangen. Mit ihrem Ansatz stellten sich feministische Therapeutinnen nicht nur der Fremdbestimmung durch Männer, sondern auch überkommenen Vorstellungen von psychischer Krankheit und Gesundheit von Frauen entgegen. Wie entwickelte sich die feministische Therapie in der Bundesrepublik und inwiefern war sie ein Feld politischer Intervention? Wie genau sah der feministisch-therapeutische Umgang mit Wut aus und in welche politischen Vorstellungen war er eingebettet? Und was bewirkte der feministische Zugang zur Wut der Frauen?

Feministische Therapie als politische Intervention

In ihrem Kampf für umfassende Frauenrechte hatte die Frauenbewegung auch das Persönliche zum Politischen erklärt. Sie kritisierte die Vorherrschaft der Männer, die Frauen in die Rolle der Hausfrau und Mutter drängte. Die Kritik galt der sexistischen Diskriminierung am Arbeitsplatz und im Alltag, der Gewalt und allgemein der Fremdbestimmung über den weiblichen Körper durch Männer,

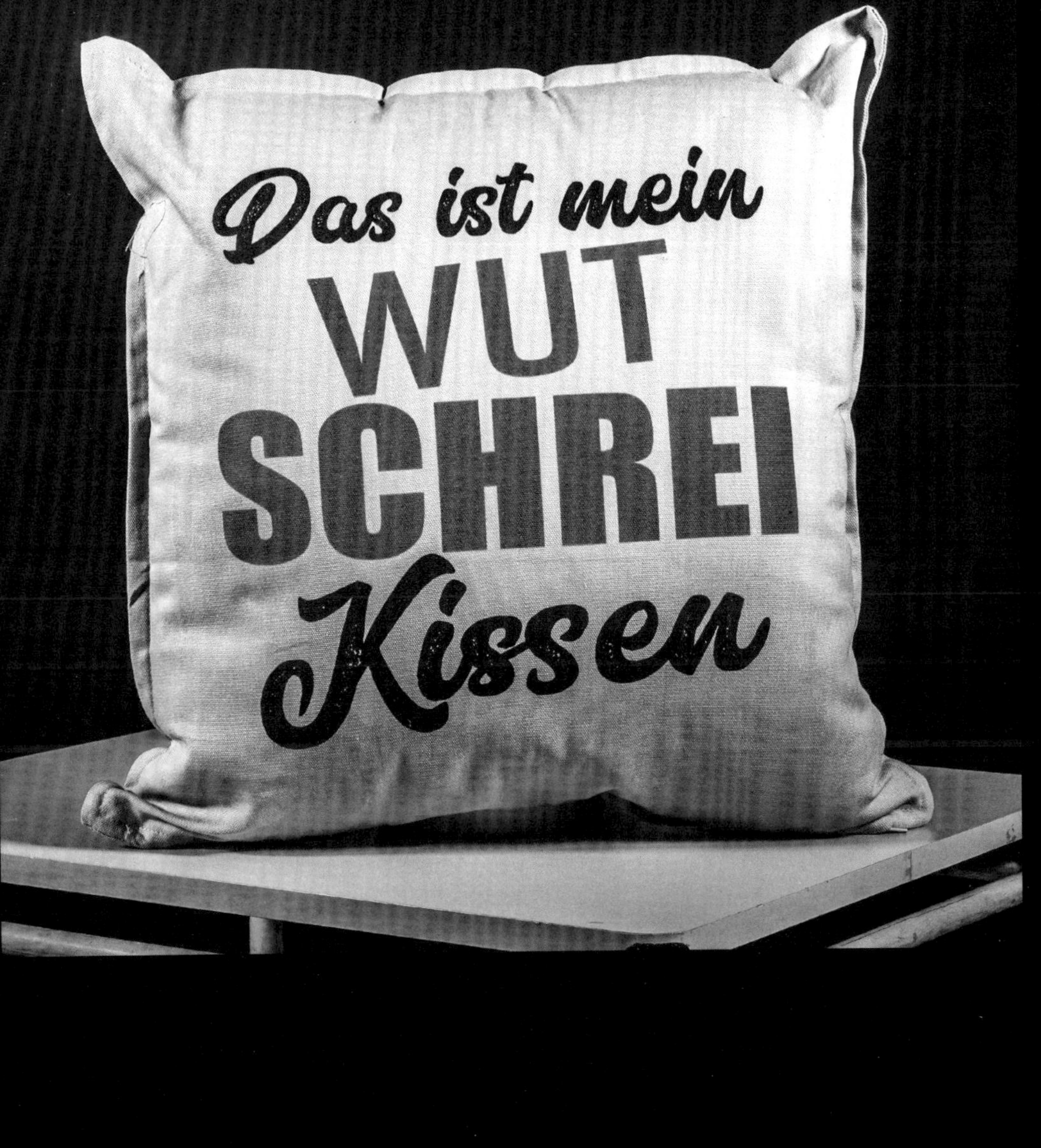

Abb. 1 Wutkissen („Das ist mein WUT SCHREI Kissen“), 2020er Jahre, 47×50×11 cm, Privatbesitz

flankiert von rechtlichen Regelungen wie dem Abtreibungsverbot. Es ging in der Frauenbewegung aber auch darum, dass sich Frauen aus verinnerlichten Rollenstereotypen befreiten. Vor diesem Hintergrund kritisierten Feministinnen, dass sich Psychiater:innen und Therapeut:innen bei der Beurteilung der psychischen Gesundheit von Frauen von überkommenen Weiblichkeitsbildern leiten lassen würden. Sie sahen in engen Geschlechterrollen und sexistischer Diskriminierung von Frauen potenzielle psychische Belastungen. Gängige Beratungsangebote und Psychotherapien waren aus feministischer Sicht Teil des Problems, wenn sie Klientinnen zur Aussöhnung mit der traditionellen weiblichen Geschlechtsrolle anhielten.[1]

Als Gegenentwurf zur herkömmlichen psychiatrischen, psychologischen und therapeutischen Versorgung entwickelten Feministinnen eigene Therapie- und Beratungskonzepte. In der Bundesrepublik wurde die Idee einer feministischen Therapie erstmals auf einem internationalen Kongress der autonomen Frauenbewegung 1974 in Frankfurt am Main diskutiert (Abb. 2). Dokumentiert wurde dies in einer Resolution, die Kongressteilnehmerinnen dazu aufrief, Frauenberatungsprojekte und Therapiezentren von Frauen für Frauen aufzubauen. In ihren Ursprüngen war die feministische Therapie zunächst stark an den feministischen Aktivismus und die Frauenbewegung gebunden und weniger an psychotherapeutische Schulen oder andere Institutionen.[2]

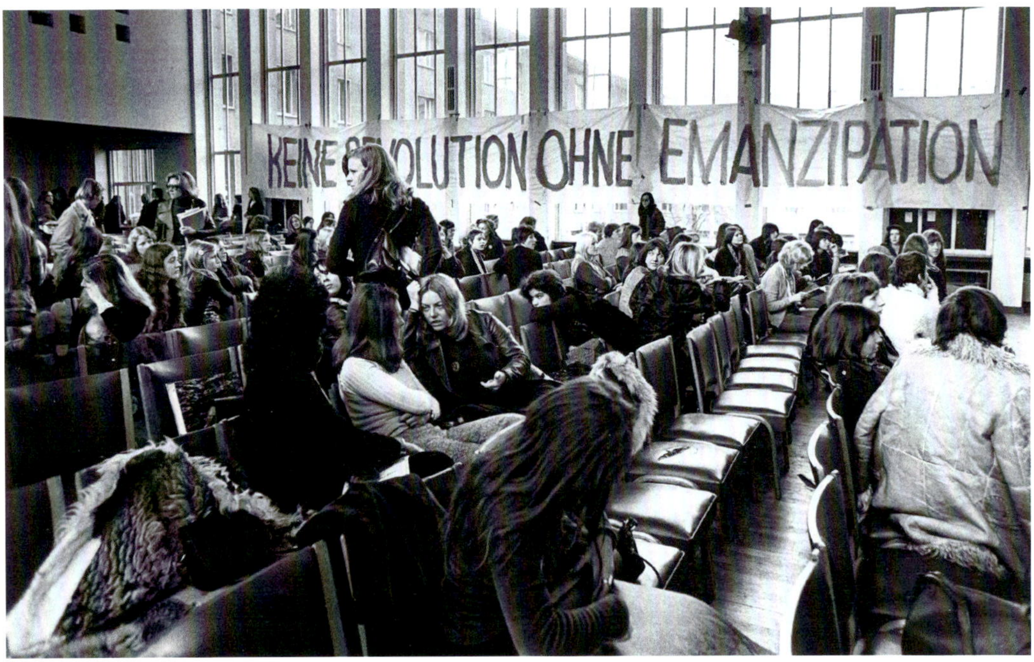

Abb. 2 Inge Werth, Internationaler Kongress der autonomen Frauenbewegung in Frankfurt am Main, 1974, Foto, Institut für Stadtgeschichte, Frankfurt am Main

Für die frühe feministische Therapie war, wie für die Frauenbewegung allgemein, der Zusammenschluss in der Frauengruppe zentral. In sogenannten Selbsterfahrungsgruppen – die US-amerikanischen Vorbilder hießen consciousness raising groups – sollten Frauen durch den regelmäßigen Austausch ihrer Erfahrungen neue Erkenntnisse über die Wirkmechanismen sexistischer Diskriminierung und Unterdrückung entwickeln.[3] Der Gruppenprozess sollte verdeutlichen, dass viele Problemstellungen, mit denen Frauen haderten, keine individuellen Probleme waren, sondern im Gegenteil von vielen Frauen geteilt wurden.

Die erste, aus der Frauenbewegung gegründete Beratungsstelle im deutschsprachigen Raum war die Beratung und Information für Frauen (BIFF) in West-Berlin. Ihre Gründerinnen hatten an dem Kongress in Frankfurt teilgenommen und übertrugen den Aufruf zum Aufbau feministischer Therapie in die Praxis. Die BIFF-Aktivistinnen boten neben psychologischer Beratung auch Rechts-, Miet- oder Ausbildungsberatung an. Der Bedarf an psychosozialer Beratung war jedoch so groß, dass bereits ein Jahr nach der Gründung aus der BIFF die Psychosoziale Initiative für Frauen (PSIFF) hervorging.

Die beiden Berliner Beratungsprojekte etablierten ebenfalls Gruppenformate. Zentral für die Arbeit der BIFF und PSIFF waren sogenannte Problemlösungsgruppen, die unter Anleitung der Mitarbeiterinnen der Beratungsstellen die psychischen und sozialen Themen der Teilnehmerinnen gemeinsam bearbeiteten. Während die Selbsterfahrungsgruppen das Ziel hatten, politischen Aktivismus und Theoriebildung zu beflügeln, zielte Gruppenarbeit in der feministischen Therapie auf die Entwicklung eines positiven Selbstbildes, Selbstwertgefühls und Selbstbewusstseins der Teilnehmerinnen ab. Sie sollten neue Handlungsfähigkeiten erwerben können, die Frauen traditionell nicht zugestanden wurden.

Das Konzept der Problemlösungsgruppen war von der US-amerikanischen Feministin und Vertreterin der Radikalen Psychiatrie, Hogie Wyckoff, entwickelt worden. Die BIFF machte das Konzept durch eine Broschüre mit dem Titel *Anfänge einer feministsichen Therapie* im deutschsprachigen Raum bekannt.[4] An Therapie interessierte westdeutsche Feministinnen bezogen auch weitere Anregungen aus den USA: Erfahrungsberichte und Anleitungen für therapeutische Settings, wie sie beispielsweise die in Kalifornien tätige Körpertherapeutin Anne Kent Rush (* 1945) 1973 in *Getting Clear* beschrieb (das Buch erschien 1979 auch auf Deutsch) (Abb. 3).[5] In Anlehnung an diese Vorbilder entwickelte sich in verschiedenen Städten der BRD eine anfänglich experimentelle feministisch-therapeutische Praxis. In Frauengruppen wurden Techniken etwa aus der Gestalttherapie, Gesprächspsychotherapie, den Körpertherapeien oder dem Psychodrama ausprobiert. Vielerorts führte dies zur Entstehung von professionellen feministischen Beratungs- und psychotherapeutischen Gruppen- sowie Einzelangeboten von Frauen für Frauen. Es handelte sich in der Regel um Angebote, die unabhängig von den herkömmlichen männerdominierten Versorgungsstrukturen waren. Bis 1992 gab es laut einer Erhebung bundesweit 85 solcher Projekte.[6] Hinzu kamen Therapeutinnen in freier Praxis.

Von 1977 an organisierten Feministinnen jährlich Frauentherapiekongresse. Die Kongresse dienten der praktischen Vermittlung von therapeutischen Methoden, dem Erfahrungsaustausch und der Diskussion über therapeutische Ansätze. Regelmäßig diskutierten die Teilnehmerinnen auch über ethisch-politische

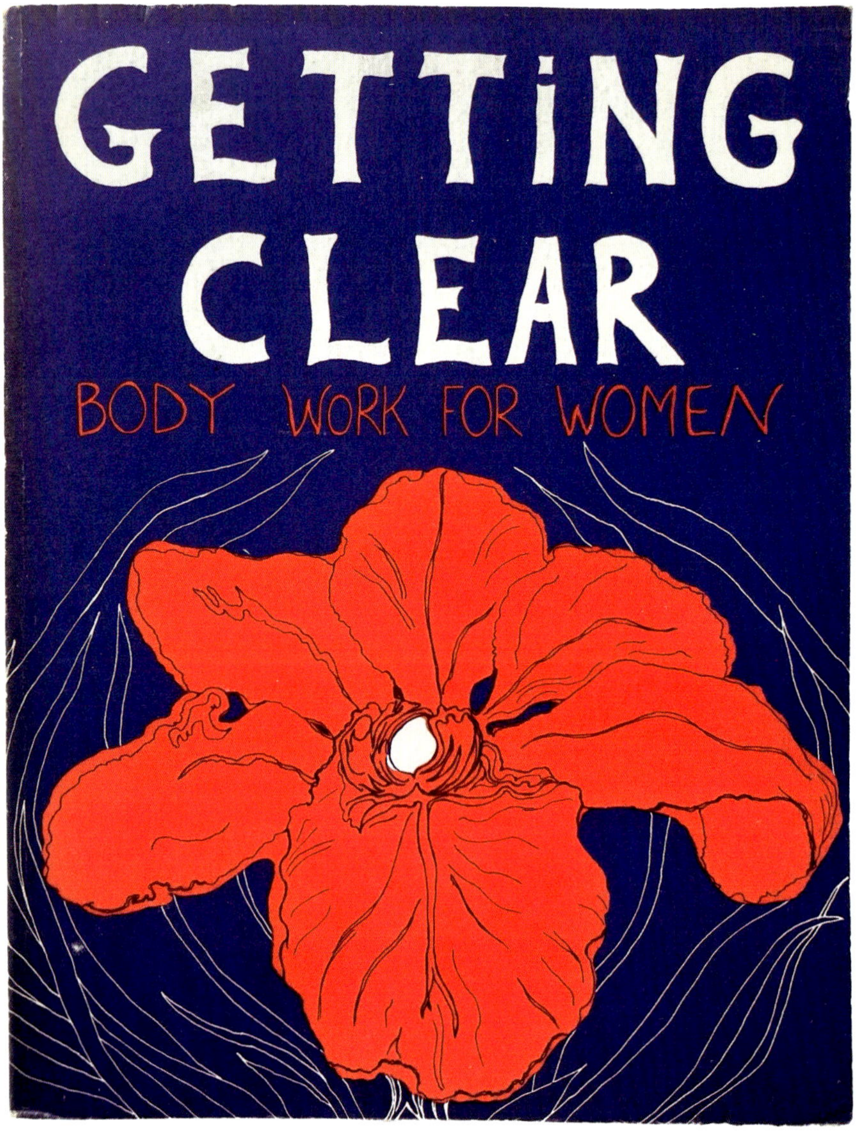

Abb. 3 Anne Kent Rush, Getting Clear. Body Work for Women, New York 1973

Ansprüche ihrer Arbeit, etwa über Machtverhältnisse in der therapeutischen Beziehung.[7] Die Bezeichnung feministische Therapie stand für eine Ausrichtung an feministischen Leitgedanken. Diese Leitgedanken waren nicht festgefügt, jedoch schälte sich ein gewisser Konsens heraus. Die Eckpunkte lauteten: Therapie und Beratung boten ausschließlich Frauen für Frauen an. Therapeutinnen und Beraterinnen sollten in feministische Zusammenhänge eingebunden sein. Ausgangspunkt von Therapie und Beratung war die Einsicht, dass das Patriarchat eine potenziell krankmachende Gesellschaftsstruktur sei. Auf dieser Grundlage sollte mit den Klientinnen die Verknüpfung zwischen individueller Problematik und gesellschaftlichen Strukturen aufgearbeitet werden. Frauen sollten damit lernen,

„sich der Anpassung an die Geschlechtsrollennormen [zu] verweigern", um ihre Potentiale freizusetzen, wie es 1977 im Frauenjahrbuch hieß.[8] Feministische Therapie verstand sich als ganzheitlich, weshalb auch das Einbeziehen körpertherapeutischer Methoden grundsätzlich dazu gehörte. Die Beziehung zur Klientin war von dem Anspruch auf Parteilichkeit, Partnerschaftlichkeit sowie Transparenz bezüglich der persönlichen Sichtweise der Therapeutin und des therapeutischen Vorgehens getragen. All dies sollte dem Ziel dienen, das Selbstwertgefühl von Frauen und damit ihre Handlungsfähigkeit zu stärken. Letztlich sollte die Therapie Hilfe zur Selbsthilfe sein. Allerdings betonten die Therapeutinnen immer wieder, dass Frauen dafür ihre soziale Isolation überwinden und solidarische Beziehungen zu anderen Frauen aufbauen müssten. Dies sei der notwendige „Bezugsrahmen" für ein selbstbestimmtes Leben. Es gelte, eine „Balance zwischen Interdependenz und Autonomie halten zu können."[9]

Auf den Frauentherapiekongressen und in programmatischen Texten kam der politische Anspruch an feministische Therapie zum Ausdruck, zur psychologischen „Befreiung", persönlichen „Autonomie" und „Selbstverwirklichung" von Frauen, eingebettet in solidarische Frauenbeziehungen, beizutragen. Damit sollte „im Kleinen" der kollektive Kampf der Frauenbewegung für Selbstbestimmung und Gleichberechtigung von Frauen vorangetrieben werden. Insofern die Bewusstmachung der patriarchalen Bedingungen persönlicher Probleme zum Ausgangspunkt feministischer Therapie gehörte, war sie auch politische Aufklärungsarbeit. Nicht zuletzt sollte sie Frauen ermutigen, sich gegen diese Bedingungen zur Wehr zu setzen.

Feministisch-therapeutischer Zugang zur Wut

Ein für die feministische Therapie prominentes Thema war der therapeutische Umgang mit Wut. Die Erziehung der Frauen zu Sanftheit und Zurückhaltung führe zum Herunterschlucken von Wut und Verzweiflung, so die Therapeutinnen und Beraterinnen.[10] Ein Grundlagenpapier des 1987 in Köln gegründeten Vereins zur Befreiung von sexuellem Mißbrauch / Gewalt gegen Mädchen und Frauen führte dazu aus:

„Mädchen werden bewußt und unbewußt dazu angeleitet:
- Zurückhaltung zu üben
- keine eigenen Bedürfnisse zu haben
- keine eigenen Interessen zu vertreten oder durchzusetzen
- keine Aufmerksamkeit zu fordern
- den eigenen Körper nicht zu kennen
- keine Rechte zu haben
- aggressive Impulse zu unterdrücken
- Gefühle der Wut nicht zu haben bzw. nicht zu spüren
- Verständnis für andere zu entwickeln
- Verantwortung für andere zu übernehmen."[11]

Die herkömmliche Erziehung zur „Weiblichkeit" führte aus Sicht feministischer Therapeutinnen und Beraterinnen dazu, dass Frauen aggressive Impulse „in selbstzerstörerischer Weise gegen sich selbst" wendeten. Rückzug in „depressive Apathie" könne daraus folgen.[12] Würden Frauen jedoch Aggressionen offen zeigen, so drohe ihnen oftmals eine Einweisung in die Psychiatrie, hielt die Psychologin

Roswitha Burgard 1977 als Ergebnis einer Auswertung von Interviews mit psychiatrisch behandelten Frauen fest.[13] Wie Burgard kritisierten auch andere Feministinnen Psychiater:innen dafür, aggressive Frauen vorschnell für psychisch krank zu erklären. So wie generell die psychische Gesundheit von Männern und Frauen in der herkömmlichen psychiatrischen und psychologischen Versorgung nach zweierlei Maß beurteilt werde, gehöre auch zur Erwartungshaltung, dass „gesunde Frauen" im Unterschied zu „gesunden Männern" sich weniger aggressiv zeigten, wie eine von Feministinnen viel zitierte US-amerikanische Studie 1970 belegen konnte.[14]

Demgegenüber sahen feministische Therapeutinnen und Beraterinnern den „Ausdruck von Zorn und Wut als legitime Antwort auf innere und äußere Unterdrückung [...] als existenziell für den Wachstumsprozeß" an.[15] Daher experimentierten sie mit therapeutischen Techniken, um ihre Klientinnen in einen produktiven Kontakt mit aufgestauten Aggressionen zu bringen. In *Getting Clear* hatte Anne Kent Rush 1973 dafür eine körpertherapeutische Methode vorgestellt:

> „Jemanden, auf den ich eine Wut habe, brauche ich nicht zu schlagen, aber ich fühle mich sicherlich besser, wenn ich die Spannung in meinen Armen und meinem Körper dadurch gelöst habe, daß ich auf das Kissen eingeprügelt und das Kissen angebrüllt habe, als wäre es die betreffende Person."[16]

Wichtig war dabei, die Wut auch im Moment des Schlagens zu spüren, und zwar unverstellt von inneren Bewertungen, wie es in einem anderen ins Deutsche übersetzten US-amerikanischen Therapie-Handbuch hieß, das 1987 erschien:

> „Mach dir keine Sorgen darüber, was du fühlen ‚solltest'. Du bist wütend hier, jetzt, in diesem Moment, deshalb laß es ruhig raus. Wir haben später noch genügend Zeit, das Richtige oder Falsche an der ganzen Sache herauszuarbeiten."[17]

Die Methode, an einem Kissen Wut auszuagieren, wurde in der Bundesrepublik der 1970er Jahre vor allem durch alternative Psychotherapieverfahren verbreitet. Sie sollte ermöglichen, eine als unvollendet erlebte Situation psychisch abzuschließen und blockierte Erregungen abzubauen. Darüber hinaus ging es der feministischen Therapie aber darum, dass Frauen aus dem produktiven Effekt des Wutzeigens lernten, ihre Aggression frühzeitig zu erkennen und das aktivierende Potential der Wut zu nutzen, um sich gegen die Wurzeln der Aggression zu wehren:

> „Ziel und Inhalt von Therapie muß demnach sein, das Auflehnungspotential von Frauen, das sie durch psychisches oder körperliches Leiden in selbstzerstörerischer Weise gegen sich selber wenden, freizusetzen und für die Veränderung ihrer Lebensumstände verfügbar zu machen. [...] Es gilt, den Zusammenhang zwischen Selbstunterdrückung und Repression von außen aufzudecken und daran zu arbeiten, wie Frauen ihre Kraft gegen Einschränkung und Ausbeutung einsetzen können."[18]

Ähnliche Vorstellungen zur Beziehung von „psychischen Symptomen" und Aggression und zum feministisch-therapeutischen Umgang mit Wut vertraten damals viele Therapeutinnen und Beraterinnen.[19]

Der Ansatz des Umwandelns von Wut in Auflehnung und politischen Protest war und ist, wie aus der Bewegungsforschung und Emotionsgeschichte bekannt ist, für viele soziale Bewegungen eine wichtige Praktik, um eine Gefühlsgemeinschaft zu stiften und darüber Mitglieder zu mobilisieren.[20] Dass feministische Therapie die Umwandlung von Wut in Auflehnung und Streben nach Veränderung befördern wollte, unterstrich ihren politischen Anspruch, Klientinnen zu aktivieren, sich auch feministisch zu engagieren.

Normalisierung (weiblicher) Wut

Wie aus Wut Mut zur Veränderung geschöpft werden kann, bewegt Feministinnen bis heute.[21] Eine Journalistin berichtete 2017 in der *Zeit* über ihre Erfahrungen mit einem von Frauen für Frauen organisierten Workshop, der unter dem Titel „Mut zur Wut" angekündigt worden war. Eine zentrale Übung des Workshops war, auf ein Kissen einzuschlagen, um „die körperliche Kraft hinter unserer Wut zu spüren und sie rauszulassen."[22] An einem Kissen und nicht an einem Menschen. Den Workshopleiterinnen ging es laut dem Bericht darum, dass Frauen, denen Wut gesellschaftlich weniger als Männern zugestanden werde, lernten, ihre Aggressionen zuzulassen und zu einem „konstruktiven Umgang" mit ihnen zu finden. Somit setzten sich auf dem Workshop also die Ideen der feministischen Therapeutinnen der 1970er und 1980er Jahre fort.

Tatsächlich dokumentierte der Workshop-Bericht aber auch, dass manche der Teilnehmerinnen kein Problem hatten, Wut auszudrücken. Ihr Motiv, den Workshop zu besuchen, war vielmehr, die richtige Dosierung im Ausdruck ihrer Wut zu erlernen.[23] Ist das ein Indiz, dass auch Frauen Wut inzwischen eher zulassen können, weil dies gesellschaftlich akzeptierter ist? Während von breiter Akzeptanz sicherlich keine Rede sein kann, weist doch die Tatsache, dass die Normalisierung weiblicher Wut inzwischen auch im Feuilleton etablierter Zeitungen eingefordert wird, auf gewisse Verschiebungen hin.[24]

Andererseits sprechen sich Psychiater:innen und Therapeut:innen auch längst gegen die Idee einer reinigenden Katharsis des „Wut-Rauslassens" aus. Ausagieren von Wut löse oder verkleinere diese nicht, mache möglicherweise nur alles schlimmer. Vielmehr komme es auf Interpretation und Regulierung an, rät beispielsweise das online-Magazin *PsychCentral*: „Use your anger as information", „take a step back and relax" und „control your temper".[25] Um Regulierung der Wut zu erlernen, werden mittlerweile zahlreiche „Wut-Workshops" und „Wut-Seminare" im Internet angeboten, die sich zumeist nicht speziell an Frauen richten, sondern in gemischtgeschlechtlichen Gruppen stattfinden. Auch können Wutkissen inzwischen in allen Farben und Formen sowie personalisiert, das heißt mit Namen bestickt, käuflich erworben werden (Abb. 1). Ihr propagierter Nutzen ist dabei nicht mehr, Zugang zur eigenen Wut zu bekommen, als vielmehr, zuhause die „innere Anspannung" abbauen zu können.[26]

Im Vergleich zu den 1970er und 1980er Jahren zeichnet sich – zumindest in der Tendenz – eine Normalisierung von Wut im Allgemeinen und von weiblicher Aggression im Speziellen ab: Auch Frauen dürfen Wut empfinden und zeigen, gleichzeitig wird eine Kontrolle von Aggressionen für alle Geschlechter als notwendig erachtet. In diesem Prozess gehörten feministische Therapeutinnen und Beraterinnen zu den ersten Akteurinnen, die sich in den 1970er Jahren darum bemühten, Aggressivität ins Frauenbild zu integrieren und somit weibliche Wut zu normalisieren. Über den Zugang zur Wut Frauen für feministische Ziele zu mobilisieren, erscheint angesichts der Normalisierung heute eher als nostalgische Hoffnung.

[1] Vgl. Klöppel, Ulrike: Relationale Autonomie. Feministische Therapie und politische Subjektivierung in den 1980er Jahren. In: Geschichte und Gesellschaft 49 (4) (2023), 585–618 (auch für die folgenden Ausführungen).

[2] Vgl. Luckgei, Vera: Psychologische Frauenbefreiung: Feministische Therapie zwischen Psychologie und Frauenbewegung in der Bundesrepublik der 1970er Jahre. In: NTM 32 (4) (2024), 367–385 (auch für die folgenden Ausführungen).

[3] Ruck, Nora et al.: Psychologization in and through the women's movement: A transnational history of the psychologization of consciousness-raising in the German-speaking countries and the United States. In: Journal of the History of the Behavioral Sciences 58 (3) (2022), 269–290.

[4] BIFF: Anfänge einer Feministischen Therapie. München 1975.

[5] Kent Rush, Anne: Getting Clear. Ein Therapie-Handbuch für Frauen. München 1979.

[6] Vgl. Bilden, Helga; Kurth, Anne; Scherl, Margot: Organisation, Arbeitsverhältnisse und Finanzierung. „Produktionsbedingungen" Feministischer Therapie. In: Bilden, Helga (Hrsg.): Das Frauentherapie-Handbuch. München 1992, 246–250, hier S. 250, Fn. 1.

[7] Vgl. Luckgei, Vera; Nolte, Karen: „was uns verbindet, was uns unterscheidet..." – Diskurse zur Mehrfachdiskriminierung und feministischer Therapie seit den 1970er Jahren. In: Zeithistorische Forschungen (im Druck); Blessing, Annemie; Hilsenbeck, Polina: 10 Jahre Frauentherapiekongress – Wurzeln, Erreichtes, Utopien. In: Leitlauf, Gerda; Distel e. V. (Hrsgg.): 10 Jahre Frauentherapiekongress. Bestandsaufnahme, Dokumentation. Essen 1988, 6–54.

[8] Blessing, Annemie et al.: Anmerkungen zur feministischen Therapie. In: Stahmer, Anne et al. (Hrsgg.): Frauenjahrbuch '77. München 1977, 192–202, hier S. 200.

[9] Vgl. Woltereck, Britta: Frauenberatung und Gestalttherapie. Zur Verwendung gestalttherapeutischer Methoden in der Beratungsarbeit mit Frauen, Magisterarbeit, Universität Göttingen, Göttingen 1985, S. 114; vgl. dazu Klöppel (2023) [wie Anm. 1].

[10] Vgl. z. B. Buchetmann, Gerda; Ostermann, Renate: Erst einmal zornig werden. In: Psychologie heute 12 (1977), 62–67.

[11] Blessing; Hilsenbeck (1988) [wie Anm. 7], S. 73.

[12] Vgl. Therapeutische Frauenberatung e. V. (Hrsg.): Dokumentation. Göttingen 1986, S. 60–61.

[13] Burgard, Roswitha: Wie Frauen "verrückt" gemacht werden. 2. überarb. Aufl. Berlin 1978, S. 16.

[14] Vgl. Broverman, Inge K. et al.: Sex-role stereotypes and clinical judgments of mental health. In: Journal of Consulting and Clinical Psychology 34 (1) (1970), 1–7, hier S. 4.

[15] Nolte, Heidi: Macht und Ohnmacht im Frauenbild feministischer Therapiekonzepte, Magisterarbeit, Universität Göttingen, 1988, S. 41.

[16] Kent Rush (1979) [wie Anm. 5], S. 66.

[17] Ernst, Sheila; Goodison, Lucy: Selbsthilfe Therapie. Ein Handbuch für Frauen. 3. Aufl. München 1986, S. 37, 43.

[18] Frauentherapie-Zentrum München: Feministische Therapie – statt „Krankheitsbegriff" Kritik am weiblichen Gesundheitsbegriff. Worunter leiden Frauen eigentlich? In: Peyton, Christine; Holewa, Michael (Hrsgg.): Psychosoziale Versorgung der Frau. Selbstzeugnisse, Strategien, Perspektiven. Berlin 1983, 198–231, hier S. 202–203.

[19] Vgl. etwa Bartsch, Ingrid: Frauen in der Psychologie und Psychiatrie. In: Gruppe Berliner Dozentinnen (Hrsg.): Frauen und Wissenschaft. Beiträge zur Berliner Sommeruniversität für Frauen Juli 1976.) Berlin 1977, 93–109, hier S. 106; Burgard, Roswitha: Mut zur Wut. Befreiung aus Gewaltbeziehungen. Berlin 1988, S. 234.

[20] Stellvertretend für die breite Diskussion zur Rolle von Emotionen für soziale Bewegungen vgl. Gould, Deborah Bejosa: On Affect and Protest. In: Staiger, Janet et al. (Hrsgg.): Political Emotions: New Agendas in Communication. New York, London 2010, 18–44.

[21] Hoeder, Ciani-Sophia: Wut und Böse. München 2021; Chemaly, Soraya: Rage becomes her: The Power of Women's Anger. New York 2018.

[22] Schummeck, Josefine: Was ich in einem Wutworkshop für Frauen gelernt habe. In: Zeit Online (31.03.2017): https://www.zeit.de/zett/2017-03/was-ich-in-einem-wutworkshop-fuer-frauen-gelernt-habe [letzter Abruf: 30.3.2025].

[23] Vgl. ebd.

[24] Vgl. z. B. Plag, Celina: Wie gefährlich ist die wütende Frau? In. Frankfurter Allgemeine Zeitung (01.10.2020): https://www.faz.net/aktuell/stil/leib-seele/weiblicher-zorn-wie-gefaehrlich-ist-die-wuetende-frau-16952585.html [letzter Abruf: 30.3.2025]; Bücker, Teresa: Ist es radikal, wütend zu sein? In: Süddeutsche Zeitung Magazin (05.03.2020): https://sz-magazin.sueddeutsche.de/freie-radikale-die-ideenkolumne/wut-feminismus-88440 [letzter Abruf: 30.3.2025].

[25] Hartwell-Walker, Marie: Leave That Pillow Alone! Better Ways To Deal with Anger. In: PsychCentral (17.05.2016): https://psychcentral.com/lib/leave-that-pillow-alone-better-ways-to-deal-with-anger#1 [letzter Abruf: 30.3.2025].

[26] Vgl. Kinderhaus Stormarn: Hilfe bei ADHS - das Wutkissen: https://www.kinderbetreuung-stormarn.com/Wutkissen [letzter Abruf: 24.01.2025].

(Selbst-)Ermächtigung durch Flugblätter: Das Sozialistische Patientenkollektiv in Heidelberg

Susanne Doetz

Das Sozialistische Patientenkollektiv (SPK) in Heidelberg stellte Anfang der 1970er Jahre die Psychiatrie sowie damalige Konzepte von „Normalität" und „Verrücktheit" in Frage. Die Gruppe um den Assistenzarzt Wolfgang Huber (*1935) verstand Krankheit als Voraussetzung und Resultat kapitalistischer Produktionsverhältnisse. In der Psychiatrie gängige Vorstellungen von der Entstehung psychischer Krankheiten konterte das Kollektiv mit den Schriften von Karl Marx (1818–1883) und Georg Wilhelm Friedrich Hegel (1770–1831).[1] Der Gruppe gehörten ambulante Psychiatrie-Patient:innen, Studierende und Aktivist:innen an, wobei zwischen diesen Personenkreisen Schnittmengen bestanden. Sie forderten Patientenkontrolle über das Gesundheitswesen, arbeiteten mit Laien-Therapeut:innen und störten mit Besetzungen, Hungerstreiks und den „Patienten-Infos" genannten Flugblättern öffentlichkeitswirksam die akademische Ordnung.[2]

Dieser Beitrag fokussiert weniger die inhaltliche Analyse dieser Flugblätter als vielmehr die technischen Geräte und Praktiken, die ihre Herstellung erst ermöglichten. Im Mittelpunkt steht somit die Frage, wie das SPK abweichende Vorstellungen von „Normalität" und „Verrücktheit" generierte und verbreitete. Dabei lag der gesamte Produktionsprozess vom Schreiben über das Tippen bis hin zur Vervielfältigung auf einem manuell bedienbaren Matrizendrucker in der Hand des Kollektivs (Abb. 1).

Die Medienproduktion in Eigenregie übte zudem einen wichtigen gruppenbildendenden Effekt aus und erlaubte dem SPK, schnell und unabhängig auf aktuelle Ereignisse zu reagieren. Das war ein wichtiger Faktor in der Eskalation der Auseinandersetzung mit Universitätsleitung, Kultusministerium und

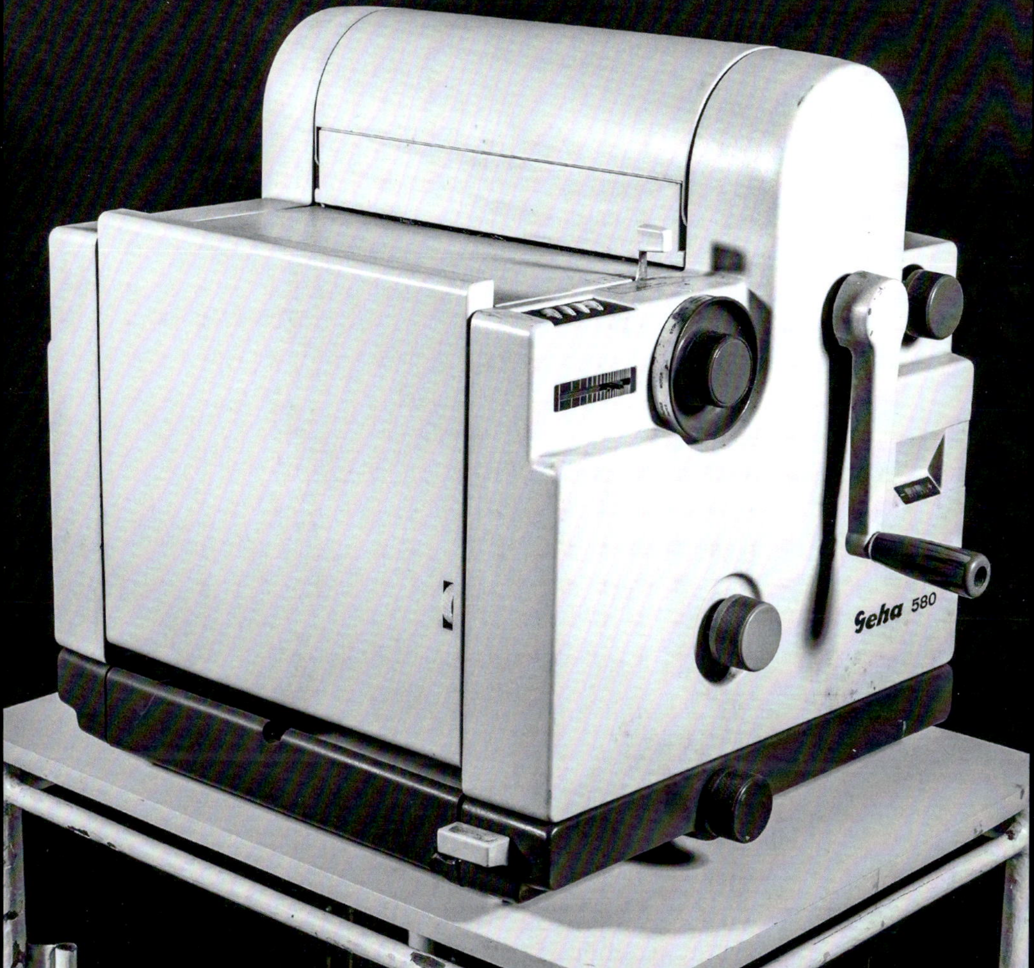

Abb. 1 Matrizendrucker, 1980er Jahre, 51×48×46 cm, Privatbesitz, Berlin

studentischen Gruppen, die in der Radikalisierung [3] und Verhaftung einzelner SPK-Mitglieder sowie der Auflösung des Kollektivs im Juli 1971 gipfelte. Nicht zuletzt sorgten gerade die Medienerzeugnisse des SPKs für gesellschaftliche Resonanz, die teilweise bis heute anhält. [4]

Die Entstehung des Sozialistischen Patientenkollektivs

Zunächst sollen zwei für die Entstehungsgeschichte des SPKs wichtige Entwicklungen skizziert werden. Die eine betrifft die bundesrepublikanische Psychiatrie in den 1960er Jahren, die andere die Studentenbewegung in Heidelberg. Ende der 1960er Jahre stand die psychiatrische Versorgung in Westdeutschland öffentlich wie innerhalb der eigenen Profession in der Kritik. Abseits gelegene Großanstalten, in denen Patient:innen unter zum Teil unwürdigen Lebensbedingungen über Jahre hinweg verwahrt wurden, dominierten das Bild. [5] Die psychiatrische Universitätsklinik in Heidelberg unter der Leitung von Walter von Baeyer (1904–1987) zählte neben den Kliniken in Frankfurt am Main und München zu den wenigen bereits reformorientierten Krankenhäusern. Diese zeichneten sich durch eine Reihe von sozialpsychiatrischen Angeboten aus, die vor allem darauf zielten, Psychiatriepatient:innen wieder in das gesellschaftliche Leben zu integrieren. [6] Auch an der psychiatrischen Poliklinik der Universität, an der Patient:innen ambulant behandelt wurden, verfolgten die Mitarbeitenden diesen Weg. Mit ausdrücklicher Billigung der Klinikleitung führten sie dort Gruppentherapien ein. Wolfgang Huber, der 1966 vom stationären Bereich an die Poliklinik gewechselt war und solche Gruppen leitete, galt insbesondere unter linken Studierenden als Geheimtipp, gerade auch vor dem Hintergrund, dass in Heidelberg zu dieser Zeit keine eigene psychotherapeutische Beratungsstelle für Studierende existierte. [7]

In der Studentenbewegung der 1960er Jahre waren sowohl marxistische als auch psychoanalytische Theorien zur Analyse gesellschaftlicher Verhältnisse populär. [8] Nachdem der Baden-Württembergische Innenminister im Juni 1970 den lokalen Sozialistischen Deutschen Studentenbund verboten hatte, [9] konnte das SPK die entstandene Leerstelle zum Teil besetzen. Das Kollektiv war insbesondere für Studierende attraktiv, die politischen Protest mit persönlicher Weiterentwicklung verbinden wollten. [10]

Das entscheidende Moment für die Entstehung der Gruppe war von Baeyers schriftliche Ankündigung im Dezember 1969, Hubers Vertrag nicht zu verlängern. Vorausgegangen waren verschiedene Konflikte um Hubers fehlende Bereitschaft, am üblichen kollegialen Austausch in Form von Visiten, Fallkonferenzen und Mitarbeiterbesprechungen teilzunehmen. Huber wiederum warf seinen Kolleg:innen fehlendes gesellschaftspolitisches Bewusstsein und mangelnde Kooperationsbereitschaft im Hinblick auf die Patient:innen der Poliklinik vor. Er reagierte auf von Baeyers Ankündigung, indem er dessen Brief in der Poliklinik aushängte, vervielfältigte und an seine eigenen Patient:innen verteilte. [11] Damit funktionierte Huber von Baeyers Schreiben nicht nur um, sondern machte darüber hinaus ein potentiell schambesetztes Thema wie eine Kündigung bzw. Nichtweiterbeschäftigung öffentlich. Dieser Vorgang kann als ein Vorläufer der Flugblattproduktion des SPKs angesehen werden. In der Folge bildete sich eine Gruppe von Patient:innen um Huber, die gemeinsam mit weiteren Sympathisant:innen das Büro des Verwaltungsdirektors der Universität besetzten und einen Hungerstreik begannen. Dem neugewählten Rektor der Universität Rolf Rendtorff (1925–2014) gelang es, einen Kompromiss auszuhandeln, in dessen Folge die Universität Huber und seinen Patient:innen Räumlichkeiten in der Rohrbacher Straße 12 zur Verfügung stellte. Allerdings gingen die Auseinandersetzungen weiter. Diese führten zu weiteren Besetzungen und zur Produktion einer beachtlichen Menge von Flugblättern.[12]

Schreiben als Akt der Selbstermächtigung?

Die frühen Flugblätter des Kollektivs waren noch mit verschiedenen Namen signiert. Die Selbstbezeichnung SPK erschien zum ersten Mal auf dem Patienten-Info Nr. 1 im Juni 1970. Bis zum Juli 1971 gab die Gruppe 51 dieser durchnummerierten DIN A4 Flugblätter heraus, die jeweils ein bis vier Seiten umfassen.[13] Die Nummerierung kann als Reminiszenz an die bekannte Flugblattserie der Kommune 1 in Berlin gewertet werden. Die Serien ähnelten sich auch in ihrem einfachen textbasierten Design, das keine Bilder aufwies.[14] In den Patienten-Infos legte das SPK eigene Vorstellungen von Krankheit und Gesundheit dar und schilderte seine Sicht auf die Konflikte mit verschiedenen universitären Institutionen, dem Kultusministerium sowie anderen studentischen Gruppen. Dabei nutzte das SPK Versatzstücke marxistischer Analyse, Ironie, Polemik bis hin zu Beleidigungen sowie zahlreiche Faschismusvergleiche. Mit dem Einsatz dieser provokanten Mischung als Kommunikationsmittel in der universitären Welt stellte die Gruppe zugleich die akademische Ordnung in Frage.[15]

Die Patienten-Infos entstanden zum Teil direkt aus den Gruppentherapien, die das SPK Agitationen nannte, womit das Kollektiv auf die intendierte Verschränkung von politischer Aktion und Therapie verwies. Gruppenmitglieder beschrieben später den partizipatorischen Ansatz beim Schreiben der Flugblätter: Jede:r habe ein solches verfassen und am Diskussionsprozess teilnehmen können.[16] In dem folgenden Zitat macht ein ehemaliges SPK-Mitglied deutlich, dass es der Gruppe damals weniger um die Präsentation komplexer inhaltlicher Analysen ging, sondern mehr darum, das Verfassen der Patienten-Infos als Akt der Selbstermächtigung einzusetzen und zuzulassen:

> „Patienteninfos gab's eben von allen möglichen Patienten ganz verschiedener Bildungsstufen, oder die ganz verschiedene Möglichkeiten oder Unmöglichkeiten hatten, sich auszudrücken und für die es manchmal schon ein Befreiungsschlag ist, irgendwas auszudrücken oder vielleicht auch was schriftlich auszudrücken und was verbreitet zu sehen. Und da gehörte das zum Selbstverständnis des SPK, das NICHT zu zensieren. Solche Lebensäußerungen zuzulassen und sogar zu unterstützen, auch wenn vielleicht manche, die Hegel lesen konnten, wußten, dass es so nicht geht und nicht stimmt, übertrieben und überzogen ist, oder [...] eben völlig einseitig, [...]. Und so gab es manche aggressiven Statements oder manche sehr einfach gestrickten Statements, die eben doch veröffentlicht wurden als EINE Äußerung von diesem Prozeß, wie ein brodelnder Topf, aus dem es zu allen Seiten rausspritzt. Das war nicht Öffentlichkeitsarbeit, sondern das war auch die eigentliche Arbeit, sich ausdrücken zu können, z. B. Rechte einfordern, oder aggressiv zu sein für jemanden, der das nie sein konnte."[17]

Das hier beschriebene Herauslassen von Aggression als Motor der (Selbst-)Befreiung war in der sich formierenden Alternativszene auch über das SPK hinaus eine verbreitete Praxis.[18] Einschränkend ist allerding anzumerken, dass das Verfassen eines Patienten-Infos zwar prinzipiell allen SPK-Mitgliedern offenstand, aber nicht alle gleichermaßen Flugblätter schrieben. Dies war unter anderem abhängig von ihrem Bildungsgrad, ihrem professionellen Status und ihrem Geschlecht. Insbesondere Patient:innen ohne akademischen Hintergrund fühlten sich teilweise von den Diskussionen ausgeschlossen. Die Selbstbezeichnung „Patient“, die auch Huber und sympathisierende Studierende miteinschloss, war durchaus irreführend. Der Ausdruck suggerierte eine Gleichheit, die das individuelle Leid einzelner Patient:innen nicht unbedingt adäquat abbildete und auch Machtpositionen und -missbrauch nicht reflektierte.[19]

Nichtsdestotrotz war die Produktion der Flugblätter ein wichtiger gruppenbildender Prozess. Dieser beschränkte sich nicht nur auf das Verfassen der Patienten-Infos, sondern umfasste auch das kollektive Tippen derselben auf Matrizen und die Vervielfältigung auf dem mit einer Handkurbel betriebenen Drucker. Dieser befand sich in den Räumlichkeiten des SPKs in der Rohrbacherstraße, war also für alle Gruppenmitglieder gut zugänglich. In einem Beitrag des Südwestfunks ist er im Einsatz zu sehen. Schräg über dem Drucker, auf einer buntgemusterten Tapete im typischen 1960er/70er Jahre-Design, hängt ein Poster, das den Guerillaführer Ernesto Che Guevara (1928–1967) zeigt, eine der damaligen Ikonen der Revolte (Abb. 2). Der Beitrag in der Abendschau verdeutlicht außerdem den damaligen Sprachgebrauch des SPKs: Nicht persönliche Erfahrungsberichte über das Erleben psychischer Krisen standen im Vordergrund, sondern eher abstrakte gesellschaftliche Betrachtungen.[20]

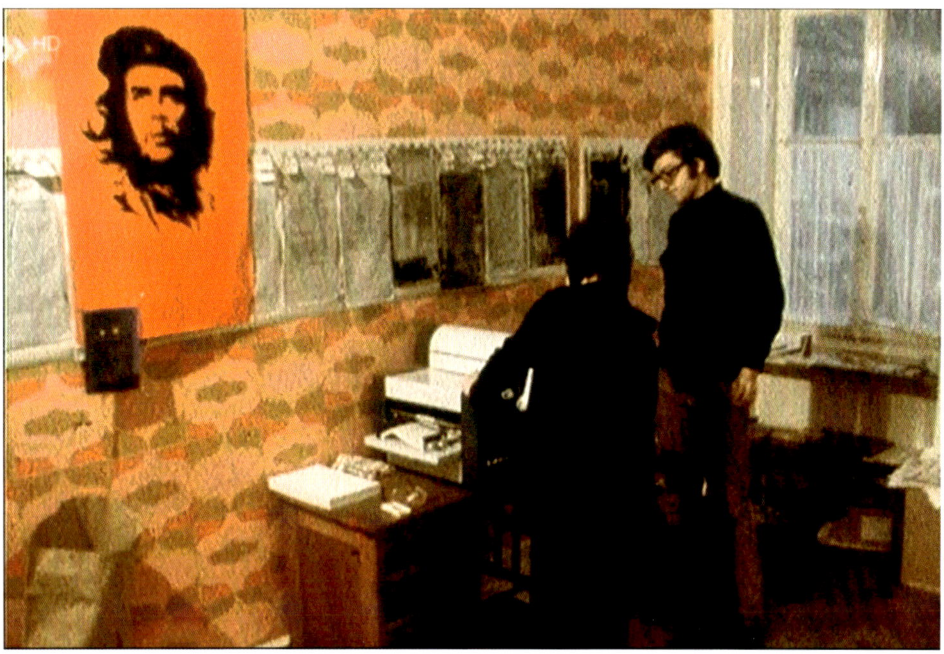

Abb. 2 Standbild, Abendschau Baden-Württemberg, 20.11.1970

PATIENTEN-INFO Nr. 5

Alterskrankheiten ?

Zum gestrigen Flugblatt des Asta (Patienten im Rektorat - Rektor im Schneider)

Es ist richtig, daß die Medizin nur die Funktion hat, defekte Arbeitskraft zu reparieren. Für die krankmachende Funktion der Medizin geht den Autoren des Asta-Flugblatts nach wie vor jede Verständnisgrundlage ab. Dies hundert Jahre nach Marx (vergl. Kapital I kap.8 ff,).

Ein Heer von Krankenhauspersonal, Arbeitern der pharmazeutischen Industrie und der verschiedensten Zweige in Wirtschaft und Verwaltung steht pro Patient bereit, um sich den Mehrwert abknöpfen zu lassen. Ausbeutung ist Verschleiß von Leben und Gesundheit, zugleich Profit und Scheinwohlbefinden für wenige. Die durch die Profitwirtschaft bestimmte Bevölkerungspolitik reguliert die Gebutenziffer und führt die durch Erziehung und Systemzwang deformierten menschlichen Arbeitsmaschinen aller Länder der gebremsten Vernichtung im Arbeitsprozeß zu. Nicht von ungefähr verdankt gerade die Medizin den Kriegen wesentliche Fortschritte, die als Verbesserung der medizinischen Verschleißverwertungsindustrie während der Kriegspausen in Erscheinung treten.

Zum Zudammenhang von Ausbeutung und Verschleiß:

Der Lohn wird an der Bedürfnisbefriedigung bemessen, die zur Wiederherstellung der Arbeitsfähigkrit gewährleistet sein muß. Indem von diesem Lohn die Hälfte zurückbehalten wird, resultieren halblebige Arbeitsmaschinen, die analog allen Waren, in die der Verschleiß schon eingebaut ist, rascher kaputtgehen, d.h. krank werden und früher sterben. Wer sich für gesund hält, sollte bedenken, daß es gerade das eigene vermeintliche Wohlbefinden ist, das die sog. Kranken noch gestörter erscheinen läßt.

Die Wirklichkeit allerdings nimmt sich eher so aus: Ihr Fahrzeug geht rascher kaputt, weil Verschleiß schon eingebaut ist. Versuchen Sie ihm nur die Hälfte des erforderlichen Öls zuzuführen, das es zur Instandhaltung benötigt, so werden Sie bald ein neues kaufen müssen. Aus dem verbliebenen Schrott werden Sie kaum noch Profit schlagen können. Anders, wenn Sie zu Schrott geworden sind. Sie erhalten dann vielleicht sogar mehr Geld auf die Hand, als wenn sie für Nettolohn arbeiten. Ihre Sozialabgaben hat die Versicherung als profitträchtige Darlehen dem Staat anvertraut, der sie meistbietend in die Rüstungs- man sagt Verteidigungsindustrie investiert hat.Es ist klar, daß von diesen Mechanismen kapitalistischer Profitmaximierung und dem notwendig verbundenen Verschleiß an Leben und Gesundheit alle betroffen sind. Es gibt nicht Kranke und auf der anderen Seite Arbeiter, wie manche Stehkragensozialisten fälschlich unterstellen, sondern kranke Maschinen, wie sie die Profitgeier brauchen und deren Krankheit und Tod die Konsumkapitalisten und damit das System fett macht.

Das Patientenkollektiv hat sich nie als Beratungsstelle verstanden. Sein Selbstverständnis hat mit dem durch das Studentenparlament in letzter Zeit hochgejubelten Therapiefetisch in eigener Sache = Beratungsstelle absolut nichts gemeinsam. Was wir oben Halblebigkeit genannt haben, das sich in Arbeitshemmung, Lebensüberdruß, Minderwertigkeitsgefühlen etc. äußert und Studenten nicht weniger betrifft als jeden andern , der sich im Verschleiß zugunsten der Profitmaximierung einiger weniger ausgeliefert sieht, ist kein Kinkerlitzchen, das sich durch Beratung, angepaßte Psychotherapie und Medikamente hinwegzaubern läßt.

Abb. 3a & b Patienten-Info Nr. 5, 8.7.1970. Universitätsarchiv, Heidelberg

Im Gegenteil, die psychopathologischen Stillhaltestrukturen, die man uns seit frühester Kindheit in den Leib gebrannt hat, werden zu neuen nicht minder verschleißspezifischen Allegorien umstilisiert.
Das Sozialistische Patientenkollektiv als Beratungsstelle zu apostrophieren konnte denn auch nur der Borniertheit systemimmanenter Stehkragenhypothetiker beikommen.
Die Beratungsstelle soll "demokratisch kontrolliert" sein. Das Heißt: Die Patienten werden als unmündige Makulatur einem Quasselapparat (gleichgültig ob Studenten oder anderem Parlament) überantwortet, in Bezug worauf man sie von vormherein mundtot erklärt hat. Dieses System und folglich auch das, was dabei herauskommt, unterscheidet sich in nichts von dem krankheitskonservierenden und Krankheiten produzierenden Betrieb, wie ihn die Medizin insgesamt darstellt. Die Patienten können auch diesen in Vorbereitung befindlichen Verschleißverwertungsapparaten nur dadurch entgehen, daß sie sich organisieren und die gegen sie in Szene gesetzten Unterdrückungsapparate zerschlagen gen noch ehe sie in Funktion treten.Dann sind auch die Lobredner "demokratische Kontrolle", die sich durch ihre Richtung von oben nach unten unverkennbar als faschistische darstellt, fürs erste geheilt.
Weiter stellt das Flugblatt erneut unter Beweis, daß einige ewig Ehemalige bis heute nicht verstanden haben, daß die fristlose Entlassung, Hausverbot etc. gegen Patient und Arzt ausschließlich politische Gründe hatte. Universität und Landesregierung ging es darum, die spontane Organisation der Patienten durch diese Maßnahmen zu zerschlagen im sicheren Wissen darum, daß Kranke und Sterbende, die nichts mehr zu verlieren haben, nur als isolierte Individuen bereit sind, die ihnen durch die Prinzipien der Profitmaximierung aufgezwungene Selbstzerstörung weiterzubetreiben.
Durch das Asta-Flugblatt entsteht selbstverständlich niemandem die Verpflichtung, sich den Folgen der theoretischen Mängel und der derzeitigen Skatvereinspolitik von Asta und Rektorat schon jetzt auszuliefern. Die täglich zunehmende Solidarisierung der Öffentlichkeit mit der Sache des Sozialistischen Patientenkollektivs ist Beweis genug dafür, daß niemand mehr umhin kann zu begreifen, inwiefern sein eigener Lebensanspruch gefährdet ist, wenn er abseits bleibt, wo es darum geht, stellvertretend gegen eine Medizin vorzugehen, die Menschen unter Wahrnehmung ihres von der Wirtschaft gesteuerten Auftrags verstümmelt und dabei sicher sein kann,wie eh und je von einer Universität unterstützt zu werden, die bisher noch allen Problemen gegenüber versagt hat, die sie im Interesse der Befreiung des Menschen von den Zwängen in Natur und Gesellschaft zu lösen gehabt hätte.

Organisierter Zusammenschluß, Kontrolle der dem Großkapital dienstbaren Medizinmänner und seiner sonstigen Anhangsgebilde, oder gebremste Selbstvernichtung kranker Arbeitsmaschinen ?

8.7. SOZIALISTISCHES PATIENTENKOLLEKTIV

Abb. 3b

Die Nutzung von Matrizendruckern war vor dem Gebrauch von Fotokopierern eine sowohl kostengünstige als auch relativ einfach zu handhabende Methode der Vervielfältigung, die auch von den damaligen Protestbewegungen genutzt wurde. Die Matrizen konnten in die Schreibmaschine eingespannt werden, um den Text direkt darauf zu tippen. Da von einer Matrize nur ca. 50 bis 70 Abzüge angefertigt werden konnten, mussten mehrere Matrizen hergestellt werden, um eine Auflage von 500 Flugblättern zu erreichen. Ein Zeitzeuge berichtete, dass eine Person diktierte und mehrere SPK-Mitglieder – häufig Frauen – den Text dann tippten. Den Überblick über die technische Seite des Prozesses hatte ihm zufolge Hubers Sekretärin: Sie gab die Matrizen aus, korrigierte Tippfehler und versah die Patienten-Infos mit der fortlaufenden Nummer.[21] Der ständige Zugriff

DOKUMENT II Der Oesterreich-Brief vom 18.6.1970

Stellungnahme zum Thema „Sozialistisches Patientenkollektiv"

Absurden Forderungen nachgegeben

Als ehemaliger Kollege von Dr. Huber, der nicht in einem Vorgesetztenverhältnis zu ihm stand, halte ich mich für verpflichtet, unvoreingenommen zu den Vorgängen um die vom Verwaltungsrat der Universität Heidelberg zugesagte Mithilfe bei der Installierung des „Sozialistischen Patientenkollektivs" (SPK) Stellung zu nehmen. Diese Vorgänge beruhen auf einer grundlegenden Fehleinschätzung des Anliegens der ehemaligen Patientengruppe Dr. Huber und sind leider vom Rektorat in einer sehr unvollständigen und teilweise auch mit den Tatsachen nicht übereinstimmenden Form der Öffentlichkeit wiedergegeben worden. Nicht nur dem Sachkenner ist inzwischen klar geworden, daß das SPK keine echte therapeutische Gruppe von Kranken darstellt, sondern gesellschaftspolitisch-anarchistische Ziele verfolgt, wie es in den einzelnen „infos" ganz offen zugegeben wird.

So befindet sich im „Patienten-info" Nr. 5 folgender Passus: „Sein (SPK) Selbstverständnis hat mit dem durch das Studentenparlament in letzter Zeit hochgejubelten Therapiefetisch in eigener Sache = Beratungsstelle absolut nichts gemeinsam. Was wir oben Halblebigkeit genannt haben, das sich in Arbeitshemmung, Lebensüberdruß, Minderwertigkeitsgefühlen etc. äußerst und Studenten nicht weniger betrifft als jeden anderen, der sich im Verschleiß zu Gunsten der Profitmaximierung einiger weniger ausgeliefert sieht, ist kein Kinkerlitzchen, das sich durch Beratung, angepaßte Psychotherapie und Medikamente hinwegzaubern läßt … Universität und Landesregierung ging es darum, die spontane Organisation der Patienten durch diese Maßnahmen zu zerschlagen in sicherem Wissen darum, daß Kranke und Sterbende, die nichts mehr zu verlieren haben, nur als isolierte Individuen bereit sind, die ihnen durch die Prinzipien der Profitmaximierung aufgezwungene Selbstzerstörung weiterzubetreiben." In einem anderen „info" ist davon die Rede, daß eine Therapie psychischer Störungen lächerlich sei.

Sollte sich der Rektor auch nach der Lektüre dieser Zitate noch über die Tendenzen des SPK täuschen, so wäre man geneigt, an seiner Unbefangenheit zu zweifeln. Daß hier eine extreme Gruppe von Außenseitern ihre egoistische und sektiererhafte Dynamik zu verschleiern sucht und unter bereitwilliger Mithilfe einiger Universitätsgremien ihr Agitationsfeld bestellt, von dem aus die verhaßte "etablierte Psychiatrie" – und seien ihre Forschungsansätze auch noch so progressiv und gesellschaftsbezogen – gestürzt werden soll, und daß in Zukunft womöglich sich selbst therapierende Kommunen gegründet werden sollen, welche die Keimzellen eines fragwürdigen Mischmasches von Charakteropathen und politischen Illusionisten sein können – das alles hat doch mit

13

einer ernst zu nehmenden kritischen (auch gesellschaftskritischen) Wissenschaft nichts zu tun.

Es kommt hinzu, daß sich hier eine fragwürdige Gruppe bewußt in eine Isolierung begibt, während die als „etablierte Psychiatrie" verachtete wissenschaftliche Psychiatrie sich gerade um die Überwindung der Isolierung echter psychisch Kranker bemüht. Es kann keinem Menschen verborgen bleiben, daß soziale Einflüsse eine wichtige Rolle bei der Entwicklung seelischer Störungen spielen können. Wenn die bestehende Gesellschaft Mängel hat, so sind diese in geeigneter Form zu beheben. Dies aber mit Methoden zu versuchen, wie sie das SPK empfiehlt, kann sicher nicht als ernsthaftes und wissenschaftliches Anliegen gewertet werden. Das SPK zeigt damit nur, daß man nun daran geht, die gültigen Gesellschaftsnormen nicht mehr nur mit anarchistisch-politischen Methoden, sondern ab jetzt auch mit pseudowissenschaftlichen Argumenten zu stürzen.

Wenn schon diese einfachen Zusammenhänge dem Rektor und dem Verwaltungsrat nicht einleuchten, so hinterläßt es doch eine tiefe Besorgnis, wenn der Öffentlichkeit vom Rektorat eine Erklärung (RNZ 15.7.1970) vorgelegt wird, die teilweise unrichtig und unvollständig ist. Hier werden Fakten verschwiegen und Motive verborgen, auf deren Kenntnis die Öffentlichkeit einen Anspruch hat. Der vom SPK vorgeschlagene und vom Rektor als „Gutachter" bestellte Professor Richter, Gießen, erhielt seinen Gutachtenauftrag einen Tag später, nachdem im Verwaltungsrat die Entscheidung für die Unterstützung des SPK längst gefällt war. Der Freiburger Psychiater Professor Degkwitz, der vom Rektor rechtzeitg zur Sitzung des Verwaltungsrates gebeten war, wurde nach seinem Erscheinen in Heidelberg weder beim Rektor noch beim Verwaltungsrat vorgelassen. Ihm wurde vom persönlichen Referenten des Rektors bedeutet, man könne es den „Kranken" nicht zumuten, daß sie durch den Anblick eines Universitätspsychiaters in Erregung versetzt würden. Man fragt sich ferner, ob der Grund für die Ablehnung von Professor Degkwitz darin liegt, daß er als Fachmann vielleicht eine andere Auffassung hätte vertreten können, als sie der Rektor für die Entscheidung des Verwaltungsrates wünschte. Die persönliche Erklärung von Professor Puppe (RNZ vom 16.7.1970) macht deutlich, in welcher Situation der fatale Beschluß des Verwaltungsrates fiel.

Ist es Unkenntnis der Tatsachen und ihrer Folgen, ist es ein Verdrängungsmechanismus aus Angst vor Pressionen, ist es eine weitere Verunsicherung des Rektors durch Erpressungen extremer Außenseiter auf seine Person und sein Amt oder ist es ein weiterer Schritt auf dem Wege, schwierigen Entscheidungen auszuweichen, indem man Forderungen nachgibt, gleich wie absurd sie sind? Forschung und Lehre zu erhalten und zu fördern heißt nicht, wissenschaftliche Ergebnisse unbesehen und kritiklos zu übernehmen. Nur aus einer objektiven wissenschaftlichen Auseinandersetzung werden schließlich sinnvoll begründete Ergebnisse zu erwarten sein.

Eine Gruppe wie das SPK ist jedoch alles andere als eine an Objektivität interessierte wissenschaftliche Institution. Das Neue, mit dem das SPK aufwartet, ist die Einbeziehung des Begriffs „Krankheit" in die anarchistisch-politische Auseinandersetzung. Man fragt sich, was aus politischen Auseinandersetzungen werden soll, wenn es dazu kommt, daß Kranke mißbraucht werden. Und wenn man schon einmal auf dem Wege ist, sich selbst für gesund und nur seine soziale Umwelt für krank zu halten, so bedarf es nur noch einer kleinen Wegstrecke, um seinen kranken politischen Feind zu vernichten (wie gehabt!).

Dr. Klaus Oesterreich

RNZ 18./19. Juli 70

Abb. 4 Leserbrief von Klaus Oesterreich in der Rhein-Neckar-Zeitung vom 18./19.7.1970 (Auszug); abgedruckt in der Dokumentation „Kleinkrieg gegen Patienten", hrsg. vom Sozialistischen Heidelberger Studentenbund

auf den Drucker, die Anwesenheit von Personen, die Flugblätter schreiben und abtippen konnten, sowie eine Sekretärin, die für einen reibungslosen technischen Ablauf sorgte, ermöglichten es dem SPK, schnell und unabhängig auf aktuelle Ereignisse zu reagieren. Allein während der viertägigen Besetzung des Rektorats im Juli 1970 schrieb und druckte das Kollektiv fünf Patienten-Infos (Nr. 2–Nr. 6). In Patienten-Info Nr. 5 (Abb. 3a und b) beispielsweise bezieht sich das SPK auf ein Flugblatt des Allgemeinen Studentenausschusses der Universität Heidelberg, dem die Autor:innen mangelndes Verständnis für die Rolle der Medizin in einer kapitalistischen Gesellschaft vorwerfen. Für ihre eigene Interpretation ziehen sie stattdessen die Marxsche Mehrwerttheorie heran und stellen einen Zusammenhang zwischen Krankheit und Profitmaximierung her.[22]

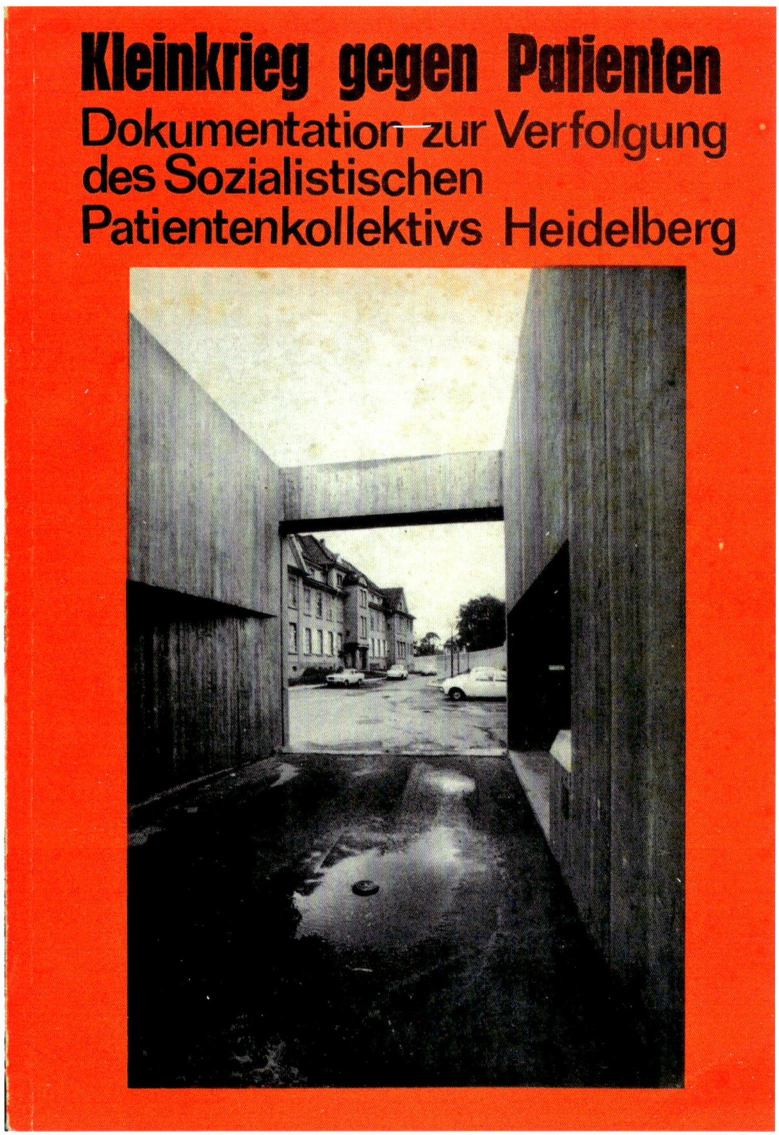

Abb. 5 Dokumentation „Kleinkrieg gegen Patienten", Hrsg.: Sozialistischer Heidelberger Studentenbund

Multiplikatoren und gesellschaftliche Resonanz

Da Inhalte aus den Flugblättern auch von der Presse aufgegriffen und selbst von ausgewiesenen Gegnern des SPKs wörtlich wiedergegeben wurden, konnte die Gruppe ihre Botschaften über die verteilten Flugblätter hinaus verbreiten. Ein Beispiel ist der Leserbrief des Oberarztes an der Psychiatrischen Universitätsklinik, Klaus Oesterreich (Abb. 4). Er erschien kurze Zeit nach dem Ende der Rektoratsbesetzung in der *Rhein-Neckar-Zeitung*. In ihm vertritt Oesterreich die Position, dass „das SPK keine echte therapeutische Gruppe von Kranken" sei, „sondern gesellschaftspolitisch-anarchistische Ziele" verfolge.[23] Er belegt dies mit zwei ausführlichen Zitaten aus dem Patienten-Info Nr. 5 und wird damit unbeabsichtigt zum Multiplikator der Ideen und Standpunkte des Kollektivs.[24]

Neben der Presse war es aber auch das SPK selbst beziehungsweise mit ihm sympathisierende Gruppen, die die Patienten-Infos noch einer zweiten Nutzung zuführten. So gab die „Basisgruppe Medizin" Gießen gemeinsam mit der „Fachschaft Medizin" Gießen eine zweibändige Dokumentation zum SPK heraus, in der neben den Flugblättern weitere Texte von und über das Kollektiv, wie Gutachten und Zeitungsartikel, abgedruckt waren.[25] Die vormals verstreuten Texte konnten nun am Stück gelesen und aufeinander bezogen werden. Darunter fanden sich, wie auch in der Dokumentation des Sozialistischen Heidelberger Studentenbundes (Abb. 5), durchaus kritische Aussagen über das SPK. Dies dürfte sich jedoch weniger auf ein Streben nach Meinungsvielfalt vonseiten des Kollektivs zurückführen lassen, als vielmehr dem Glauben an die eigene Überzeugungskraft sowie dem Format der Dokumentation und der Archivierungslogik damaliger politischer Gruppen geschuldet sein. Diese legten umfangreiche Sammlungen von Zeitungsausschnitten und Flugblättern an, die sie dann fast 1 zu 1 veröffentlichten.

Auch wenn es dem SPK nicht gelang, sich dauerhaft zu etablieren, wirkte die Gruppe doch nach: Das Kollektiv stellte gängige Differenzierung von „Normalität" und „Verrücktheit" quasi auf den Kopf, indem es die gesellschaftlichen Verhältnisse als krankmachend identifizierte und alle Menschen zu Patient:innen erklärte. Es gelang ihm diese Vorstellungen über die eigene Bezugsgruppe hinaus zu verbreiten. Auf diese Weise nahm das SPK nicht nur an den gesellschaftlichen Debatten über die Psychiatrie teil, sondern inspirierte auch weitere psychiatriekritische Gruppen im In- und Ausland, wie beispielsweise das „Patienten Kollektief Rotterdam", das sich nach seinem Vorbild gründete.[26]

1 SPK: Aus der Krankheit eine Waffe machen. Eine Agitationsschrift des Sozialistischen Patientenkollektivs an der Universität Heidelberg. Mit einem Vorwort von Jean-Paul Sartre. München 1972.

2 Dieser Beitrag ist eine stark gekürzte und überarbeitete Version des Aufsatzes von Doetz, Susanne: The Socialist Patient Collective, the Printing Press, and Anti-Psychiatry in Heidelberg in the 1970s. In: Physis. International Journal for the History of Science 58 (2023), 335–359. Zur Geschichte des SPKs vgl. vor allem Brink, Cornelia: Radikale Psychiatriekritik in der Bundesrepublik. Zum Sozialistischen Patientenkollektiv Heidelberg. In: Kersting, Franz-Werner (Hrsg.): Psychiatriereform als Gesellschaftsreform. Die Hypothek des Nationalsozialismus und der Aufbruch der sechziger Jahre. Paderborn 2003, 165–179; Pross, Christian unter Mitarbeit von Sonja Schweitzer und Julia Wagner: „Wir wollten ins Verderben rennen." Die Geschichte des Sozialistischen Patientenkollektivs Heidelberg. Köln 2016.

3 Einzelne Mitglieder schlossen sich der Roten Armee Fraktion an. Vgl. Ebd., S. 332–401.

4 Vgl. beispielsweise die Ausstellung „Aus der Krankheit eine Waffe machen" im Kunstraum Kreuzberg (Berlin), 1.6.–18.8.2024, https://kunstraumkreuzberg.de/programm/aus-der-krankheit-eine-waffe-machen/ [letzter Abruf: 5.12.2024]. Hier wurde der zentrale Slogan des SPKs verwandt.

5 Vgl. die Aufsätze in Kersting (2003) [wie Anm. 2]; Beyer, Christof: Radikale Psychiatriekritik und die Transformation des Anstaltswesens in der Bundesrepublik. In: Rudloff, Wilfried; Kersting, Franz-Werner; von Miquel, Marc; Thießen, Malte (Hrsgg.): Ende der Anstalten? Großeinrichtungen, Debatten und Deinstitutionalisierung seit den 1970er Jahren. Paderborn 2022, 155–173; Borck, Cornelius; Lingelbach, Gabriele (Hrsgg.): Zwischen Beharrung, Kritik und Reform. Psychiatrische Anstalten und Heime für Menschen mit Behinderung in der deutschen Nachkriegsgeschichte. Frankfurt 2023.

6 Rotzoll, Maike: Die Entstehung der „Sozialpsychiatrischen Klinik Heidelberg" in den 1960er Jahren. Sozialpsychiatrie in Heidelberg. In: Heidelberger Geschichtsverein (Hrsg.): Heidelberg. Jahrbuch zur Geschichte der Stadt 2013. Heidelberg 2012, 133–148.

7 Pross (2016) [wie Anm. 2], S. 51–53, 57–58, 66–72, 139–143,165–167, 210.

8 Tändler, Maik: Das therapeutische Jahrzehnt. Der Psychoboom in den siebziger Jahren. Göttingen 2016.

9 Der Gesamtverband hatte sich bereits selbst aufgelöst.

10 Pross (2016) [wie Anm. 2], S. 139–143.

11 Ebd., S. 58–78.

12 Ebd., S. 79–134, 193–195.

13 Sammlungen der Patienten-Infos befinden sich im Universitätsarchiv der Freien Universität Berlin (FU Berlin, UA), APO-Archiv, S 118 und S 126a, und im Hamburger Institut für Sozialforschung, SBe 622 G2 06 SPK. Die Patienten-Infos Nr. 1–8 sind außerdem abgedruckt in Basisgruppe Medizin Gießen; Fachschaft Medizin Gießen (Hrsgg.): Dokumentation zum Sozialistischen Patientenkollektiv Heidelberg. Gießen 1970 und ein Abdruck der Patienten-Infos Nr. 9–51 findet sich in: Basisgruppe Medizin Gießen; Fachschaft Medizin Gießen (Hrsgg.): Sozialistisches Patientenkollektiv Heidelberg – SPK. Dokumentation Teil 2 (Oktober 1970–August 1971). Gießen 1971.

14 Zu den Flugblättern der Kommune I vgl. Brandes, Peter: „Vielleicht sind Flugblätter eben doch das Falsche!" Medien und Schreibweisen des Scheiterns um 1968. In: Ders. und Schäfer, Armin (Hrsgg.): Schreibweisen der Kritik. Eine Topographie von 1968. Paderborn 2020, 35–50.

15 Wagner, Julia: 2016. Sprache als Waffe – Die Sprache des SPK. In: Pross (2016) [wie Anm. 2], S. 286–306; Brink (2003) [wie Anm. 2].

16 Wagner (2016) [wie Anm. 15], S. 287–288; Pross (2016) [wie Anm. 2], S. 244.

17 Zeitzeuge (ZZ) 15 im Interview mit Christian Pross, 18.3.2016, zit. nach Wagner (2016) [wie Anm. 15], S. 296–297. Zum ZZ 15, einem Physikstudenten, Patienten von Huber und aktivem SPK-Mitglied vgl. Pross (2016) [wie Anm. 2], S. 444.

18 Reichardt, Sven: Authentizität und Gemeinschaft. Linksalternatives Leben in den siebziger und frühen achtziger Jahren, Berlin 2014, S. 293–294.

19 Pross (2016) [wie Anm. 2], S. 217–230, 239–243, 270–273; Interview der Autorin dieses Beitrages mit einem Zeitzeugen (im folgenden ZZ 2), 14.3.2023. Ich bedanke mich bei Christian Pross für die Vermittlung.

20 Abendschau Baden-Württemberg, Sozialistisches Patientenkollektiv 20.11.1970, in SWR-Archiv, Stuttgart, 7000011430. Ich bedanke mich bei Gerd Kroske für diesen Hinweis.

21 Interview mit ZZ 2 [wie Anm. 19].

22 Sozialistisches Patientenkollektiv: Patienten-Info Nr. 5 (8.7.1970), in FU Berlin, UA, APO Archiv, S 118 Heidelberg, o. p.

[23] Oesterreich, Klaus: Stellungnahme zum Sozialistischen Patientenkollektiv: Absurden Forderungen nachgegeben. In: Rhein-Neckar-Zeitung, 18./19.07.1970, S. 13–14, abgedruckt in: Sozialistischer Heidelberger Studentenbund, SHS (Hrsg.): 1972. Kleinkrieg gegen Patienten. Dokumentation zur Verfolgung des Sozialistischen Patientenkollektivs Heidelberg, Gießen,1972, S. 13–14, hier S. 13.

[24] Ebd.

[25] Basisgruppe Medizin Gießen, Fachschaft Medizin Gießen 1970; Basisgruppe Medizin Gießen, Fachschaft Medizin Gießen 1971.

[26] Doetz (2023) [wie Anm. 2].

Svenja Pauline Adamek promoviert mit einer literaturwissenschaftlichen Arbeit im DFG-Projekt „normal#verrückt. Zeitgeschichte einer erodierenden Differenz". Bis Anfang 2025 war sie wissenschaftliche Mitarbeiterin am Germanistischen Institut der Ruhr-Universität Bochum.

Viola Balz ist Psychologin und Wissenschaftshistorikerin. Sie forscht seit vielen Jahren zur Zeitgeschichte der Psyche in der DDR und BRD aus dem Blickwinkel der Sozialen Arbeit, Psychologie, Medizin und Pharmazie. Seit 2011 ist sie Professorin für Klinische Psychologie und psychosoziale Beratung an der Evangelischen Hochschule Dresden.

Thomas Beddies ist Historiker und war bis Ende 2024 Stellvertretender Direktor des Instituts für Geschichte der Medizin und Ethik in der Medizin der Charité Berlin. Er habilitierte sich 2009 mit einer Untersuchung zum Gesundheitsdienst der Hitlerjugend. Seine Arbeitsgebiete umfassen u. a. die Geschichte der Psychiatrie und der Pädiatrie sowie die Medizin im Nationalsozialismus.

Christof Beyer ist Kulturwissenschaftler mit dem Schwerpunkt Psychiatriegeschichte und arbeitet am Institut für Geschichte der Medizin der Medizinischen Fakultät der TU Dresden. Seine aktuellen Forschungen befassen sich mit der visuellen Zeitgeschichte der Psychiatrie, Aspekten der Psychiatriereform in der DDR sowie Formen der Psychiatriekritik in der zweiten Hälfte des 20. Jahrhunderts.

Cornelius Borck ist Wissenschaftshistoriker und Medizinphilosoph. Er leitet seit 2007 das Institut für Medizingeschichte und Wissenschaftsforschung der Universität zu Lübeck und ist Sprecher des Zentrums für Kulturwissenschaftliche Forschung Lübeck.

Samuel Dal Zilio ist Historiker. Er promoviert am Luxembourg Centre for Contemporary and Digital History der Universität Luxemburg. Seine Dissertation mit dem Titel „Hôpital, foyer, rue: parcours de vie de personnes psychiatrisées à Bruxelles (années 1960)" untersucht die Biografien von Menschen, die in der zweiten Hälfte des 20. Jahrhunderts in Brüssel psychiatrisiert wurden.

Susanne Doetz ist Ärztin und Medizinhistorikerin. Sie promovierte 2010 an der Charité Berlin. Seit 2007 ist sie in der Medizingeschichte in Forschung und Lehre tätig – aktuell am Institut für Geschichte der Medizin an der TU Dresden und am Institut für Geschichte der Medizin und Ethik in der Medizin an der Charité in Berlin.

Oliver Falk ist Medizin- und Wissenschaftshistoriker. 2021 wurde er an der Humboldt-Universität zu Berlin promoviert. Seit 2013 arbeitete er in unterschiedlichen psychiatrie- und medizinhistorischen Forschungsprojekten am medizinhistorischen Institut der Charité Berlin und der Universität Zürich.

Heiner Fangerau ist seit 2016 Direktor des Instituts für Geschichte, Theorie und Ethik der Medizin an der Heinrich-Heine Universität Düsseldorf. In dieser Funktion war er vorher an den gleichnamigen Instituten in Ulm (ab 2009) und Köln (ab 2014) tätig. Er war Sprecher der Forschungsgruppe, aus der die hier vorgestellte Ausstellung hervorgegangen ist.

Caterina Flor Gümpel ist Kunsthistorikerin und Museologin. Sie arbeitet als wissenschaftliche Mitarbeiterin im Museum Sammlung Prinzhorn in Heidelberg und promoviert im Rahmen des DFG-Teilprojekts „normal#verrückte Kunst. Werke aus psychiatrischem Kontext zwischen Exklusion und Inklusion nach 1945“ an der Goethe Universität Frankfurt am Main.

Volker Hess leitet seit 2004 das Institut für Geschichte der Medizin und Ethik in der Medizin an der Charité Berlin. Er lehrt und forscht zur Geschichte medizinischen Denkens und Handelns, gerade auch auf dem Feld der Psychiatrie. Er war stellvertretender Sprecher der Forschungsgruppe „normal#verrückt. Zeitgeschichte einer erodierenden Differenz“.

Uta Hinz ist Historikerin. Sie promovierte 2000 mit einer Arbeit über Kriegsgefangenschaft im Ersten Weltkrieg an der Universität Freiburg. Seit 2019 arbeitet sie als Wissenschaftliche Mitarbeiterin am Institut für Geschichte, Theorie und Ethik der Medizin der Universität Düsseldorf in Projekten zur Geschichte der Forensischen Psychiatrie und der Heimerziehung.

Ulrike Klöppel forscht zu Themen der Geschlechter- und Queeren Geschichte. Zuletzt hat sie am Institut für Geschichte und Ethik der Medizin der Universität Heidelberg im Projekt „‚Frauen in verrückten Lebenswelten‘ – Diskurse und Praktiken im Umgang mit ‚Verrücktheit‘ in der westdeutschen Frauengesundheitsbewegung von den 1970er bis in die 1990er Jahre“ mitgearbeitet.

Vera Luckgei ist Psychologin und promoviert gegenwärtig an der Universität Wien. Sie forscht im Bereich der jüngeren Psychologiegeschichte an den Themen feministische Psychologie, feministische Psychotherapie und Frauenberatung.

Benoît Majerus ist Historiker am Center for Contemporary and Digital History an der Universität Luxemburg. Seit fünfzehn Jahren beschäftigt er sich mit der Geschichte der Psychiatrie im 20. Jahrhundert.

Chantal Marazia hat Philosophie, Medizin- und Wissenschaftsgeschichte studiert. 2024 wurde sie an die Università degli Studi di Milano berufen, wo sie Medizingeschichte lehrt.

Karen Nolte ist Historikerin und ausgebildete Pflegefachkraft. Sie habilitierte sich 2010 an der Universität Würzburg und wurde 2018 an die Universität Heidelberg berufen. Seitdem ist sie Direktorin des Instituts für Geschichte und Ethik der Medizin in Heidelberg. Sie forscht derzeit zur Gender und Queer History der Psychiatrie im 20. Jahrhundert.

Thomas Röske leitet seit 2002 das Museum Sammlung Prinzhorn am Universitätsklinikum Heidelberg. 1993–1999 war er Wissenschaftlicher Hochschulassistent am Kunstgeschichtlichen Institut der Universität Frankfurt. 2015 hat er sich dort über „Kunst aus psychiatrischem Kontext" habilitiert. Seit April 2012 ist er Präsident der European Outsider Art Association (EOA).

Maike Rotzoll ist Fachärztin für Psychiatrie und Medizinhistorikerin. Sie habilitierte sich 2014 an der Universität Heidelberg und wurde 2022 an die Universität Marburg berufen. Seit 2000 arbeitet sie in unterschiedlichen Forschungsprojekten mit der Sammlung Prinzhorn in Heidelberg zusammen.

Armin Schäfer lehrt Neugermanistik, insbesondere Literatur des 18. Jahrhunderts bis zur Gegenwart, an der Ruhr-Universität Bochum. Seine Forschungsschwerpunkte sind Lyrik, Literatur und Mediengeschichte des 20. Jahrhunderts sowie das Verhältnis von Literatur und Psychiatrie.

Lisa Schmidt-Herzog ist Doktorandin am Institut für Medizingeschichte und Wissenschaftsforschung Lübeck sowie an der Freien Universität Berlin. Sie arbeitet an der Schnittstelle von Kritischer Theorie und interkultureller Wissenschaftsphilosophie.

Impressum & Kontakt

Dieser Katalog erscheint zur Ausstellung
„NORMAL#VERRÜCKT. Zeitgeschichte einer erodierenden Differenz“

Sammlung Prinzhorn Heidelberg,
18.5.–28.9.2025

Herausgeber und Redaktion
Thomas Röske & Maike Rotzoll

Autor:innen
Svenja Pauline Adamek (Bochum), Viola Balz (Dresden / Berlin), Christof Beyer (Dresden / Berlin), Cornelius Borck (Lübeck), Samuel Dal Zilio (Brüssel), Susanne Doetz (Dresden / Berlin), Oliver Falk (Berlin), Heiner Fangerau (Düsseldorf), Caterina Flor Gümpel (Heidelberg / Frankfurt), Volker Hess (Berlin), Uta Hinz (Düsseldorf), Ulrike Klöppel (Heidelberg / Berlin), Vera Luckgei (Heidelberg / Wien), Chantal Marazia (Mailand), Karen Nolte (Heidelberg), Thomas Röske (Heidelberg / Frankfurt), Maike Rotzoll (Marburg / Heidelberg), Armin Schäfer (Bochum), Lisa Schmidt-Herzog (Lübeck / Berlin)

Gestaltung und Satz
KontextKommunikation, Heidelberg & Berlin

Verlag
Das Wunderhorn, Heidelberg

Druck
NINO DRUCK Neustadt / Weinstraße

ISBN 978-3-88423-731-1

Bildnachweise
Archiv der Königlichen Bibliothek Belgiens (KBR) (S. 50), Archives Sonuma-RTBF (S. 47), Bundesarchiv Koblenz (S. 31), Centre Pompidou, Musée national d'art moderne, Paris (S. 70), Privatsammlung Club Antonin Artaud, Brüssel, Belgien (S. 44), FHXB Friedrichshain-Kreuzberg Museum, Berlin (S. 35), Fixpunkt e. V., Berlin (S. 36, 38, 39, 40), Getting Clear Cover art, Anne Kent Rush 1970 (S. 90), Hayward Gallery London (S. 72), Institut für Stadtgeschichte,

Frankfurt am Main (S. 88), Nachlass von Paul Parin, Studio und Archiv Paul Parin & Goldy Parin-Matthèy, Wien (S. 55, 57, 60–61), Universitätsarchiv Heidelberg (S. 101–102), Florian von Ploetz (S. 39), Sammlung Prinzhorn, Heidelberg (S. 67), Privatstiftung Künstler aus Gugging, Wien (S. 71), SPIEGEL-Verlag Rudolf Augstein GmbH & Co. KG (S. 18, 36), Südwestrundfunk (SWR) (S. 100), Inge Werth (S. 88).

Trotz großer Bemühungen konnten wir nicht immer die Rechteinhaber unserer Abbildungen ausfindig machen. Gegebenenfalls bitten wir, sich mit der Sammlung Prinzhorn in Verbindung zu setzen.

Für die Unterstützung des Katalogs danken wir der Deutschen Forschungsgemeinschaft (DFG). Für die Unterstützung der Ausstellung danken wir der DFG, der Deutschen Gesellschaft für Psychiatrie, Psychotherapie, Psychosomatik und Nervenheilkunde (DGPPN), der Otto&Karin-Brass-Stiftung, der Hans-Ruland-Stiftung und dem Verein Freunde der Sammlung Prinzhorn.

SAMMLUNG PRINZHORN
Universitätsklinikum Heidelberg
und Medizinische Fakultät Heidelberg an der Universität Heidelberg
Voßstr. 2
69115 Heidelberg

Sekretariat: +49 (0) 6221 / 56-44 92
Besucherinformation: +49 (0) 6221 / 56-47 39
E-Mail: prinzhorn@med.uni-heidelberg.de
https: // newsletter-prinzhorn.ukl-hd.de / sammlung-prinzhorn /

UNIVERSITÄTS KLINIKUM HEIDELBERG

MEDIZINISCHE FAKULTÄT HEIDELBERG

DFG Deutsche Forschungsgemeinschaft

dgppn Deutsche Gesellschaft für Psychiatrie und Psychotherapie, Psychosomatik und Nervenheilkunde e.V.

HANS-RULAND-STIFTUNG für Rehabilitationsforschung

O.K BRASS STIFTUNG

FREUNDE DER SAMMLUNG PRINZHORN e.V.